TRAITEMENT

DE LA

TUBERCULOSE PULMONAIRE

PAR LES

INJECTIONS INTRATRACHÉALES

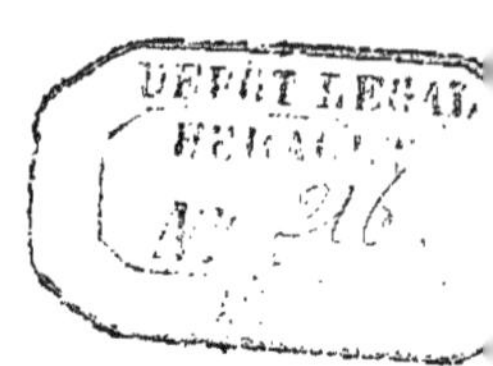

PAR

Le Dr BARBIER-BOUVET

Licencié ès Sciences Physiques et Chimiques

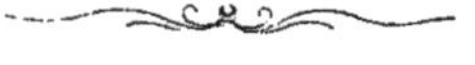

PARIS

VIGOT FRÈRES, ÉDITEURS

23, place de l'École de Médecine

1904

TRAITEMENT

DE LA

TUBERCULOSE PULMONAIRE

PAR LES

INJECTIONS INTRATRACHÉALES

PAR

Le Dr BARBIER-BOUVET

Licencié ès Sciences Physiques et Chimiques

PARIS

VIGOT FRÈRES, ÉDITEURS

23, place de l'École de Médecine

—

1904

TRAITEMENT

DE LA

TUBERCULOSE PULMONAIRE

PAR

LES INJECTIONS INTRATRACHÉALES

INTRODUCTION

Les résultats merveilleux obtenus par l'emploi de l'anti-sepsie locale dans le traitement des maladies d'origine microbienne devaient naturellement amener certains chercheurs à essayer de la *méthode antiseptique locale* pour le traitement des maladies du poumon et des bronches.

Dès les temps les plus reculés, on a essayé d'agir localement sur le poumon : EMPIRICUS et GALIEN traitaient des phtisiques en leur faisant respirer des vapeurs, dégagées soit des bourgeons de sapin, soit du soufre et de l'orpiment; l'usage des cigarettes de belladone et de datura est aussi fort ancien. Plus récemment, SALES GIRONS [1], pensant qu'inha-

---

[1] SALES GIRONS ; Rev. méd. franç. et étrang., 31 mars 1867, p. 321.

lations ou fumigations ne permettaient l'usage que d'un nombre limité de substances (puisque ces substances doivent être gazeuses ou volatiles), essaya de généraliser la méthode en faisant inhaler ce qu'il appelait des « poussières liquides ». La solution médicamenteuse contenue dans un verre était aspirée, pulvérisée par un jet de vapeur, et respirée par le malade.

Sans préjuger de la valeur et de l'utilité de ces divers procédés, nous arrivons aux deux méthodes nouvelles basées sur les données de l'antisepsie : celle des injections pulmonaires interstitielles et celle des injections intratrachéales.

La méthode des injections pulmonaires interstitielles, dont l'idée fut émise pour la première fois par PEPPER (de Philadelphie) en 1867, fut reprise par FRÆNKEL en 1882, et préconisée en France par TRUC et LÉPINE à Lyon. GOUGENHEIM à Paris.

Elle consiste à aller porter directement au contact des parties malades les diverses substances médicamenteuses par piqûre de la cage thoracique, en traversant les plèvres pariétale et viscérale ; on se sert, à cet effet, d'une seringue de Pravaz, munie d'une aiguille un peu plus longue que les aiguilles ordinaires. Cette méthode est actuellement abandonnée : d'une part, en raison de la difficulté qui existe pour localiser exactement la situation d'une lésion pulmonaire et atteindre avec l'aiguille le siège de cette lésion ; d'autre part, en raison des dangers sérieux qu'elle fait courir aux malades : hémoptysies, par distension et lacération du tissu pulmonaire ; pneumothorax, par déchirure de la plèvre viscérale, soit à la suite de mouvements intempestifs de l'aiguille, soit par le même mécanisme que les hémoptysies (ces divers accidents ont été signalés) ; lésion d'un vaisseau pulmonaire et embolie consécutive pouvant entraîner la mort subite.

La méthode des injections intratrachéales fera l'objet du présent travail. Inventée en 1855 par Green (de New-York), qui prétendait cautériser avec une solution de nitrate d'argent les cavernes tuberculeuses ; essayée par Bennett et Griesenger en 1857 et 1858, elle ne fut reprise qu'en 1883 par Bergeon, puis par Dor et Garel. Ces auteurs n'avaient plus pour but de faire une cautérisation, mais cherchaient à exercer une action antiseptique locale.

Cette méthode, à première vue, paraît irrationnelle, puisque l'introduction dans le larynx de quelques gouttes de liquide, en « avalant de travers », provoque des phénomènes de défense extrêmement pénibles : toux quinteuse, sensation d'étouffement, etc. ; il faut, avant de l'employer, en démontrer la parfaite innocuité.

Ceci prouvé, on doit rechercher : quelles sont les substances qui peuvent être utilisées par la voie intratrachéale ; quelle est la meilleure technique opératoire à employer. Nous examinerons successivement et en détail ces différents points ; nous examinerons aussi quels ont été les résultats cliniques obtenus par les divers auteurs.

Qu'il nous soit permis, dès maintenant, de remercier M. le professeur Grasset de l'amabilité avec laquelle il a bien voulu mettre à notre disposition quelques malades ; de remercier aussi M. le professeur Hédon, qui, avec une bonté parfaite, a accepté de nous prêter le concours de ses hautes connaissances laryngologiques pour régler quelques points de technique encore débattus.

Nous ne voudrions pas oublier le docteur Adrien Lacombe (de Paris), qui a consenti à nous communiquer plusieurs observations intéressantes, ainsi que la statistique des résultats obtenus à sa clinique par l'emploi systématique des injections intratrachéales d'huile gaïacolée et eucalyptolée, statistique qui commence en 1902, et porte sur 629 cas ; ni le docteur VIOLLET (de Paris), qui a bien voulu nous confier plusieurs documents *inédits*.

Remercions aussi nos camarades PAOLI et LEOTHAUD de nous avoir aidé à traduire quelques passages d'auteurs étrangers.

CHAPITRE PREMIER

ÉTUDE PHYSIOLOGIQUE
DES INJECTIONS INTRATRACHÉALES

Pour que la méthode que nous préconisons puisse être appliquée, il faut : 1° démontrer que l'introduction dans la trachée de substances liquides médicamenteuses peut se faire sans inconvénient; 2° examiner ce que deviennent les liquides introduits.

Ce sont les deux points que nous examinerons dans ce chapitre.

1° L'introduction de liquides dans la trachée peut-elle se faire sans inconvénients ?

Ce fut par hasard que l'on découvrit l'innocuité des injections de liquides dans la trachée :

Un jour, deux élèves de l'Ecole vétérinaire de Lyon [1], qui venaient de faire quelques expériences sur un vieux cheval, eurent l'idée, pour le tuer, de l'asphyxier. A cet effet, ils pratiquèrent une ouverture dans la trachée, y fixèrent une canule, et, à l'aide d'une seringue, injectèrent de l'eau dans le poumon de la pauvre bête. A leur grande surprise, ils

[1] GOHIER; Mém. et observ. sur la chir et la méd. vétér. — Lyon, 1816, t. II, p. 419.

durent introduire rien moins que *trente-deux litres* d'eau avant de la voir s'abattre.

Une autre aventure, survenue par hasard dans le service de BICHAT, à l'Hôtel-Dieu [1], vint confirmer la tolérance du poumon à l'égard des liquides. L'interne de service (par suite d'un accident qui peut arriver aux plus habiles en sondant des aliénés, et principalement des paralytiques généraux, dont les réflexes sont abolis) introduisit la sonde œsophagienne dans la trachée d'un malade, au lieu de la mettre dans l'estomac, et lui injecta dans les bronches du bouillon en assez grande quantité. Il n'en résulta aucun inconvénient grave, et, quelques heures après, il ne restait aucune trace de cet accident, car le bouillon avait été rapidement absorbé.

Ces deux faits ne seraient certainement pas suffisants pour autoriser l'introduction systématique de liquides à l'intérieur du poumon, dans un but thérapeutique. COLLIN (d'Alfort) a étudié scientifiquement, chez les animaux, le mode d'absorption des liquides par la muqueuse pulmonaire; nous ne saurions mieux faire, pour défendre notre cause, que de citer textuellement ses expériences.

EXPÉRIENCES [2]. — « Après avoir fixé à la trachée d'un cheval, par une ouverture au centre de l'un des cerceaux, un tube de 1 centimètre de diamètre, j'ai versé dans ce conduit de l'eau tiède (de 3o à 35°) : il en arrivait six litres par heure. L'animal eut le flanc agité, la respiration profonde pendant les trois heures et demie que dura l'expérience. Il fut tué alors ; la trachée et les bronches étaient vides, tout le liquide injecté avait disparu.

Je versai de la même manière, dans les voies aériennes d'un

---

[1] BICHAT ; Œuvres complètes chirurgicales, t. II, p. 266.
[2] G. COLIN (d'Alfort) ; Traité de physiologie comparée, 1856. t. II, p. 39.

second cheval, vingt-cinq litres d'eau en six heures, et je fis de deux heures en deux heures trois saignées qui enlevèrent six kilo- grammes de sang. La muqueuse respiratoire absorba toute cette quantité de liquide sans que l'animal en parût très incommodé.

Ces expériences pourraient être variées en prenant, toutefois, la précaution de ne pas verser l'eau trop vite et en trop grande quan- tité, car il importe, pour étudier les progrès de l'absorption, de ne pas apporter une gêne considérable dans la respiration, comme cela arrive quand on injecte de l'eau froide et en forte proportion dans un temps donné. »

C'est en se basant sur ces faits que BERGEON (de Lyon), en 1883, proposa au Congrès pour l'avancement des sciences [1] de faire, chez l'homme, des injections intratrachéales dans un but thérapeutique. Il se servait d'une aiguille trocart, munie d'un mandrin qui empêchait l'oblitération dans le passage à travers les tissus de la trachée, et recommandait de pratiquer l'injection dans le décubitus dorsal pour éviter la syncope. Chez un phtisique, il put faire de la sorte, en trente-cinq jours, vingt-cinq injections calmantes et obtenir un résultat satisfaisant.

Le professeur POTAIN, qui assistait au Congrès, prit la parole pour dire combien il croyait que cette méthode nou- velle, après étude préalable, pouvait être féconde pour le traitement direct des lésions pulmonaires.

Le professeur BOUCHARD [2], en 1889, émit aussi un avis favorable : «Les études expérimentales préalables sont vrai- » ment trop insuffisantes pour qu'on puisse se permettre » d'appliquer cette méthode à l'homme. *La méthode, en tout* » *cas, ne doit pas être rejetée à priori.* Elle mérite un plus » ample examen ; il y a apparence que ces balnéations inté- » rieures du poumon, faites avec un liquide bien choisi, pour-

---

[1] BERGEON ; Congrès pour l'avancement des Sc., Rouen, 1883, p. 817.
[2] BOUCHARD ; Thérap. des mal. infect. Paris, 1889, p. 263.

» raient être utiles dans certaines bronchites, peut-être dans
» la tuberculose, peut-être surtout dans la pneumonie. »

Et, non content d'approuver théoriquement la méthode, le
savant professeur entreprit quelques recherches expérimentales sur les animaux, à l'effet de déterminer la quantité de
liquide qu'il est possible d'injecter par la trachée dans un
temps donné. Les expériences furent faites sur le lapin avec
de l'eau salée naphtolée (7 grammes de sel et 0 gr. 20 de
naphtol par litre) ; ce liquide ne provoque ni toux, ni douleur, ni irritation bronchique ou pulmonaire, ni phénomènes généraux toxiques, et l'expérimentateur en tira la
conclusion que la vitesse physiologique d'injection est de
10 cc. par kilogramme et par heure. Pour l'homme, ce ne
serait donc que de 600 grammes en une heure ; ce volume
paraît un peu inférieur au maximum possible, mais on
avouera qu'étant données les idées généralement admises
sur la fragilité du poumon, il représente déjà une notable
quantité.

Une autre conclusion que tira BOUCHARD de ses expériences
fut que les poumons semblent capables d'absorber autant,
mais non plus que les reins sont capables d'éliminer.

*
* *

BOTEY (de Barcelone), en 1890[1], eut le courage, ne voulant
pas se fier aux résultats obtenus sur les animaux, de pratiquer *sur lui-même* des expériences. Elles sont si nettes, si
concluantes, que nous ne saurions résister au désir de les
citer ici :

EXPÉRIENCE. — Nous nous anesthésiâmes le larynx, dit Botey,
avec une solution de cocaïne à 10 %. Le miroir appliqué, nous pre-

[1] BOTEY; Ann. d. mal. de l'oreille, du larynx, etc. Paris, 1890, t. XIV, p. 552.

nons une seringue de 25 centimètres cubes de capacité, pourvue d'une longue canule très fine, convenablement courbée, et la faisant pénétrer par la bouche, le pharynx, le larynx, la glotte, jusqu'à deux ou trois centimètres au-dessous des cordes vocales, nous nous injectons dans la trachée, peu à peu, et en tâchant que le liquide coule le long des parois, un peu moins de la moitié du contenu de la seringue (10 grammes d'eau distillée). Nous ne ressentîmes rien d'anormal, pas même la moindre toux. Enhardi par ce résultat surprenant, le jour suivant nous vidâmes peu à peu le contenu de la seringue (25 grammes d'eau distillée et stérilisée) dans notre propre trachée *sans éprouver la moindre toux*, ni le moindre malaise; seulement nous observâmes que le nombre des respirations par minute était descendu à 17 au lieu de 21, et le nombre des pulsations à 74 au lieu de 82.

Au bout de trois jours, nous introduisîmes de la même manière et avec les mêmes précautions une seringue et demie (37 grammes) d'eau distillée et stérilisée dans nos voies respiratoires, impunément encore. Et enfin, au bout de huit jours, nous eûmes l'audace de nous verser dans la trachée *coup sur coup, deux seringues* (50 grammes) d'eau. Comme toujours, le nombre des respirations et le pouls baissèrent durant quelques heures, et rien de plus. Comme nous nous étions assujetti à cette dernière expérience avec crainte, nous n'osâmes pas dépasser cette dose de 50 grammes, considérant que c'était assez nous exposer pour la Science. La seule précaution à prendre est d'injecter le liquide avec une vitesse telle que la lumière du tube reste libre pour la circulation de l'air.

Nous croyons avoir suffisamment prouvé, par l'exposé de ces diverses expériences, que le poumon est susceptible de supporter sans inconvénient l'introduction de liquides à son intérieur. La chose, à première vue, paraît assez paradoxale, étant donnés les phénomènes de défense assez énergiques provoqués par l'introduction accidentelle de liquides dans la trachée : toux quinteuse, sensation d'étouffement, etc., phénomènes bien connus de tous, et désignés par l'expression : « avoir avalé de travers ». En étudiant de plus près la physiologie du tube aérien, on a facilement l'explication du fait : La muqueuse du larynx n'est sensible qu'au-dessus de la glotte ; la portion sous-glottique est complètement insensible.

Les quelques lignes suivantes, empruntées à COLIN, d'Alfort [1], donnent une idée parfaite de la physiologie de l'appareil respiratoire :

« La membrane muqueuse de l'appareil respiratoire peut se diviser relativement à son rôle physiologique en deux parties : l'une qui tapisse les grands conduits aériens, c'est-à-dire les cavités nasales, les sinus, le larynx et la trachée ; l'autre qui forme le revêtement interne des bronches, les parois des vésicules pulmonaires, et qui est essentiellement préposée à l'absorption. Toutes les deux sont, par le fait de leur grande étendue et de leur texture, dans d'excellentes conditions pour absorber les matières mises en contact avec leur surface libre ; mais la dernière, dont la finesse est extrême, possède cette faculté à un degré que n'atteignent pas les autres membranes muqueuses de l'économie. La muqueuse des voies respiratoires absorbe également les gaz, les vapeurs, les substances volatiles, les liquides et les matières en dissolution. Elle s'en empare encore avec plus de facilité que la muqueuse de l'intestin grêle, si admirablement bien organisée pour l'absorption. »

2° Que deviennent les liquides introduits par la trachée ?

Pénètrent-ils jusqu'aux parties malades ? Sont-ils absorbés ?

L'absorption plus ou moins rapide d'une solution médicamenteuse dépendra, en grande partie, de l'excipient choisi.

Aussi voudrions-nous, dans ce paragraphe, prendre l'un

[1] COLIN (d'Alfort) ; Traité de physiol. comparée, t. II, p. 39.

après l'autre les divers liquides qui peuvent servir d'excipient : eau, huile d'olive, huile de vaseline, glycérine, etc.,
voir dans quelles conditions se fait leur absorption et, sans
nous occuper des substances actives que l'on pourra y mettre
en dissolution (ce qui fera l'objet d'un chapitre spécial
intéressant plutôt la clinique), essayer d'en conclure quel
sera le meilleur liquide à employer pour la pratique des
injections intratrachéales.

Eau. — Les expériences de Colin, d'Alfort, citées plus
haut (p. 6), montrent que, suivant l'expression pittoresque
d'Arnozan [1], l'eau versée dans la trachée disparaît aussi
rapidement que si on la jetait sur du sable. Une expérience
de Botey est, à cet égard, suffisamment démonstrative :

Chez un lapin de grande taille [2], il injecta un demi-gramme
d'une solution de bichromate à 1/2 %, et comme personne
n'ignore qu'une solution de ce sel à 1 % est caustique, il
fut fort étonné de voir que le lapin la supportait. L'autopsie, faite au bout de quarante-huit heures, démontra que
toute la muqueuse respiratoire était normale en apparence,
au lieu de se trouver très enflammée, comme il s'y attendait.

L'auteur fut tellement stupéfait de ce résultat, qu'il en
vint à se demander si sa solution était bonne ; prenant un
second lapin, il introduisit *non plus dans la trachée mais dans
l'œsophage*, avec une canule mousse, un gramme *de la même
solution*. Le lapin perdit l'appétit, resta pendant deux jours
blotti dans un coin de sa cage, et l'autopsie démontra que
son estomac était légèrement congestionné et enflammé, de
même qu'une partie de l'œsophage ; la solution était donc
caustique.

On ne peut guère expliquer ces phénomènes autrement

[1] Arnozan ; Précis de thérap. Paris, 1903, p. 20.
[2] Ann. des maladies de l'oreille, du larynx, etc. Paris, 1890, t. XVI, p. 551.

que par la rapidité avec laquelle le liquide est absorbé. En effet, bien qu'un médicament soit capable de produire une cautérisation locale très énergique, il se passe toujours quelque temps avant que survienne la réaction inflammatoire, et si l'absorption a été suffisamment rapide, tout le liquide passe dans le torrent circulatoire sans rester en contact avec la muqueuse pendant un temps suffisant pour en provoquer l'inflammation. Cette rapidité d'absorption de la muqueuse respiratoire (bien supérieure à celle de l'estomac) se comprend facilement, en songeant à son immense surface, à son peu d'épaisseur et à la vitesse considérable avec laquelle le sang circule dans l'appareil respiratoire : les physiologistes ont démontré que la totalité du sang contenu dans l'appareil de la petite circulation se renouvelle en moins de 8 à 15 secondes.

Pour nous résumer, nous croyons pouvoir affirmer qu'en choisissant l'eau pour excipient, on obtiendra une absorption extrêmement rapide.

Huile d'olive. — Louis Dor (de Lyon) a fait, en collaboration de Rivière et Vincent, une série d'expériences sur des lapins ou des cobayes anesthésiés avec de l'éther, à l'effet de déterminer ce que devient l'huile d'olive introduite par la trachée et de rechercher la rapidité avec laquelle elle est absorbée par le poumon. Les expériences furent faites avec de l'huile créosotée, mais on peut faire abstraction de la créosote, puisque les résultats sont étudiés en recherchant au microscope la présence de gouttes d'huile dans les coupes, et que la pénétration de ces gouttes d'huile ne dépend évidemment pas de la créosote.

Dor découvrait la trachée par une incision cutanée, et injectait au moyen d'une seringue de Pravaz ; nous avons nous-même pratiqué, à un autre point de vue, des injections

intratrachéales chez des cobayes et avons constaté l'importance de cette incision cutanée pour la facilité de l'opération ;
il serait difficile, en raison du petit calibre de la trachée du
cobaye, de la ponctionner à travers la peau sans en léser la
paroi postérieure.

Voici les résultats obtenus :

« Si on immole l'animal, *immédiatement après l'injection*,
on trouve de l'huile dans la trachée et dans les bronches,
mais une assez grande quantité a pénétré dans les ramus-
cules bronchiques pour qu'on puisse croire à une absorption
partielle déjà produite ; en effet, en ouvrant la trachée sous
l'eau et en exprimant le poumon avec les doigts, on n'arrive
qu'à grand peine à retirer une quantité d'huile égale au
quart de celle qui a été introduite, et il faut une trituration
complète pour retrouver sensiblement la quantité injectée[1]. »

« Si on immole l'animal *au bout de 12 à 24 heures*, l'huile
a pénétré jusqu'aux alvéoles, et alors on s'aperçoit qu'elle
n'est pas absorbée, soit à l'inspection directe, soit par la
trituration complète du poumon dans un mortier dans lequel
on ajoute de l'eau ; on reconnaît que l'huile est arrivée aux
alvéoles, à la fois macroscopiquement parce qu'on voit de
grandes zones transformées en tissu homogène et gélatiniforme. et microscopiquement parce que, dans ces zones,
toutes les parties du poumon contiennent des gouttelettes
d'huile, excepté les grosses bronches.

» C'est au bout de quinze jours seulement que le poumon
a repris son aspect normal[2]. »

L'aspect gélatiniforme de zones entières de poumon, qui
pourrait faire craindre que l'intégrité du tissu ne soit pas
respectée, s'explique facilement par les quantités énormes

[1] Dor; Rev. de méd. Paris, 1889-90, t. IX, p. 887.
[2] Dor; *loc. cit.*, p. 888.

de liquide injecté : Dor employait la dose de 1 centimètre cube, quantité minime pour l'homme, mais considérable pour le cobaye, si l'on se souvient que la capacité pulmonaire du cobaye n'est guère de plus de 3 ou 4 centimètres cubes. L'inconvénient est du reste minime puisque, à la condition de mettre deux ou trois minutes pour faire l'injection, les animaux restent en excellente santé jusqu'au moment où on les sacrifie, et que, si l'autopsie a lieu quinze jours après l'injection, l'huile a disparu sans laisser trace de lésion.

Lorsque les doses sont moindres, on n'observe pas ces zones gélatiniformes, et la présence de l'huile se traduit simplement par des gouttelettes graisseuses : Jean Delor[1] cite le cas d'un malade de Hayem, entré dans le service avec tous les signes d'une tuberculose avancée et chez lequel on avait fait deux fois par jour une injection intratrachéale de 5 centimètres cubes d'huile au phosphite de gaïacol à 1/20. Après une amélioration sensible, le malade est mort au bout d'un mois. A son autopsie, on trouva sur des coupes du poumon des *gouttelettes* prouvant d'une façon formelle que l'*huile avait bien pénétré dans tout le poumon*, et cependant cet homme n'avait eu aucune douleur ni aucun signe de lésions irritatives.

On peut conclure de ces diverses observations que l'huile d'olive est supportée par le poumon sans lui causer aucun dommage et qu'elle s'absorbe beaucoup plus lentement que l'eau.

Huile de vaseline. — Des expériences ont été faites sur ce liquide par Dor[2], qui procéda comme avec l'huile d'olive.

[1] Jean Delor ; Thèse Paris, 1901, p. 34.
[2] Dor ; *loc. cit.*, p. 889.

Il injecta des quantités assez considérables, sans cependant atteindre 1 centimètre cube. Expérimentant sur plusieurs cobayes, il attendit respectivement deux heures, six heures, douze heures, un jour et quinze jours avant de les immoler.

Voici ce qu'il constata :

« La pétrovaseline détermine, au début, une légère congestion du poumon, et au bout de quelques heures apparaissent de véritables hémorragies. Au bout de douze heures, on voit la pétrovaseline dans les alvéoles, où elle détermine, comme l'huile, une oblitération complète, de sorte que le poumon nage entre deux eaux, ou même va directement au fond. Au bout de quinze jours, l'état est absolument le même; le poumon est *farci de noyaux hémorragiques* et les parties qui contiennent la pétrovaseline vont droit au fond de l'eau. »

En résumé, la pétrovaseline paraît moins bien tolérée que l'huile et est absorbée moins vite ; Dor dit même *qu'il ne sait si elle finit par être absorbée*, n'ayant pas fait d'expériences à assez longue portée.

Glycérine. — La glycérine, expérimentée par Dor[1], a donné des résultats encore moins satisfaisants. Il se servait de la formule :

Glycérine . . . . . 20 grammes.
Créosote 0,75

Il constata que lorsqu'on injecte plus de cinq gouttes de cette glycérine créosotée dans la trachée d'un cobaye, celui-ci est immédiatement pris d'une dyspnée excessivement intense; rapidement les muqueuses deviennent violettes, et on assiste à une asphyxie qui survient au milieu de mouvements convulsifs et tétaniques ; en même temps, une écume très abondante, teintée en rouge et ayant l'aspect de gelée de

[1] Dor ; *loc. cit.*, p. 890.

groseille, sort des narines de l'animal. Souvent même, il se produit une véritable hémoptysie ; avec des secousses de toux, l'animal rejette du sang pur qui est projeté à distance. Enfin, à l'autopsie, on trouve, outre des hémorragies considérables, tous les signes d'un œdème aigu du poumon. Sur une section, on peut faire couler, par la pression, des quantités très grandes de liquide légèrement spumeux. Les poumons sont très augmentés de volume.

Avec la *glycérine pure*, les phénomènes sont moins intenses, mais on note aussi, à l'autopsie, des hémorragies dans les poumons.

Que conclure, de l'étude de ces divers liquides, quant au choix d'un excipient ? Il nous semble que l'on peut écarter l'emploi de la glycérine et de l'huile de vaseline, qui paraissent mal supportées par le poumon ; on écartera la première parce qu'elle est trop irritante et cause des hémorragies ; la seconde, en raison de son manque d'absorption, qui détermine l'obstruction de portions entières du poumon pendant une durée de temps illimitée ; restent donc deux liquides : l'eau et l'huile d'olive, aussi bien supportés l'un que l'autre par le tissu pulmonaire.

L'eau s'absorbe avec une rapidité extraordinaire ; l'huile d'olive exige une quinzaine de jours pour être absorbée entièrement. Suivant les effets que l'on veut obtenir, on choisira l'une ou l'autre.

Si l'on désire se servir des injections intratrachéales, comme *voie d'introduction des médicaments dans l'organisme*, on obtiendra, avec des solutions aqueuses de substances non caustiques, une absorption tellement rapide que, dans des cas désespérés et où l'on doit agir rapidement, cette voie d'introduction des médicaments devra être préférée à toute autre : voie stomacale, voie rectale, voie sous-cutanée. Potain[1] cite le cas d'un médecin de la marine qui réussit ainsi à guérir des accès pernicieux en injectant du sulfate de quinine dans la trachée. Ce mode d'absorption a été également utilisé avec succès pour le traitement de la syphilis. L'eau reste si peu en contact avec la muqueuse pulmonaire que nous avons vu (page 11) qu'une solution caustique de bichromate dé potasse à 1/2 °/₀ passe dans le sang avant d'avoir eu le temps d'agir sur la muqueuse.

Si l'on désire *agir localement* sur le poumon, on devra donc préférer l'huile d'olive qui, s'absorbant moins vite, et restant plus longtemps en contact avec les parties malades, permettra une action plus efficace.

[1] Congrès pour l'avancement des sciences, Rouen 1883, p. 817.

CHAPITRE II

TECHNIQUE OPÉRATOIRE

On a proposé plusieurs procédés pour introduire des liquides dans la trachée. Ces procédés peuvent se diviser en deux grandes classes : 1° introduction directe par piqûre de la trachée ; 2° introduction par la voie buccale.

Nous étudierons successivement chaque méthode, recherchant quels sont ses avantages, ses inconvénients, ses indications.

Horace GREEN (de New-York), le premier, employa la voie intratrachéale dans le traitement des affections pulmonaires. Il eut d'autant plus de mérite, qu'à cette époque on ne connaissait pas l'usage du miroir laryngoscopique. Par curiosité, nous décrirons le procédé qu'il employait, mais sans insister et sans avoir l'intention d'en proposer l'usage :

Prenant un tube flexible de Hutching n° 12, de 13 pouces de longueur, il l'introduisait dans la trachée par la fente de la glotte, en se guidant sur son index qui repérait l'épiglotte, et prétendait le faire pénétrer à volonté dans la bronche droite ou gauche [1]. Ce fut ainsi que, l'ayant introduite dans la bronche gauche d'un sujet qui portait une

[1] Horace GREEN; Gaz. hebd. Méd. et Chir. Paris, 30 nov. 1855, p 886..

large caverne de ce côté, il injecta par le tube, dans le poumon, avec une petite seringue de verre, quatre grammes d'une solution de nitrate d'argent à 6 °/₀. Il n'en résulta ni toux, ni la moindre suffocation, et le malade ne ressentit aucunement le goût âpre particulier à la solution. Quelques minutes après l'opération, il accusa une sensation de chaleur agréable à la partie supérieure du poumon gauche, mais aucune douleur, ni autre impression fâcheuse.

L'Académie de New-York ayant mis en doute la réalité de l'opération, sous prétexte que « l'introduction d'un instrument au delà de la glotte était impraticable, car elle serait fatale à un être vivant », GREEN procéda à une expérience en présence du docteur SIMS, du professeur BARKER, et de quelques autres académiciens. Introduisant un tube flexible de Hutching, par la méthode indiquée, dans la trachée d'un malade, il fit passer l'autre extrémité du tube à travers une grande pièce de carton perforée au centre et de grandeur suffisante pour former écran devant le nez et la bouche. Le patient, en respirant la bouche ouverte, éteignit une bougie placée devant le tube, ce qui prouvait son introduction dans la trachée.

Pour rendre le fait plus évident, un petit sac à air fut fixé à l'extrémité du tube, et l'instrument étant poussé à 6 ou 8 pouces de profondeur dans la trachée du sujet, on vit le sac s'enfler et s'affaisser une douzaine de fois par l'effet alternatif de l'expiration et de l'inspiration.

Ceci exposé à titre de curiosité, voyons quels sont les procédés usités actuellement.

I

Injection par piqûre de la trachée

Ce procédé est surtout pratiqué par les médecins-vétérinaires. Cependant, jusqu'au moment où BEEHAG, en 1888, préconisa l'emploi de la seringue intratrachéale, la piqûre de la trachée fut le seul procédé employé par les divers auteurs : par le médecin de la marine que cite POTAIN, par BERGEON (de Lyon), etc.

Cette méthode, plutôt désagréable pour le patient, est actuellement abandonnée, et nous n'en aurions parlé que pour mémoire, si elle n'avait été réétudiée récemment par Jean DELOR (de Paris), à l'instigation de ROSENTHAL et WEIL[1].

DELOR préconise l'injection par piqûre de la trachée dans trois cas :

1° Lorsque, chez un tuberculeux, le larynx est malade, atteint d'œdème des aryténoïdes ou des cordes vocales;

2° Lorsque, dans les maladies aiguës fébriles, le malade a du délire et rend le cathétérisme par la voie buccale impossible;

3° Lorsqu'on veut injecter des quantités assez considérables de liquide : 50 à 60 centimètres cubes.

Au lieu de faire chaque jour une piqûre au malade, DELOR emploie une aiguille à demeure qu'il laisse en place pendant une huitaine de jours :

« Notre aiguille creuse[2], dit-il, est du calibre d'une aiguille à sérum; la longueur de la partie pénétrante est de 18 millimètres. Son canon est monté par des pivots horizon-

---

[1] ROSENTHAL et WEIL ; Union médicale du N.-E., Nancy, 30 juillet 1901, t. XXV, p. 167.

[2] DELOR ; Thèse Paris 1901, p. 25, fig. 2, 3, 4, 5 et 6.

taux sur un cadre, de sorte que le cadre, étant collodionné à la peau, peut suivre les mouvements de la trachée. Le cadre, dont le centre reste découvert, permet de surveiller l'orifice de pénétration dans la peau.

» Le malade a la tête légèrement fléchie en avant; l'aiguille, étant fixée sur une sorte de mandrin dont on tient le manche à la main, est enfoncée d'un seul coup perpendiculairement au-dessus de la cricoïde. Après s'être assuré de sa perméabilité, on la raccorde avec un caoutchouc par lequel on injecte le liquide aussi lentement que l'on veut, le malade étant couché ou assis. Par cette méthode, il n'y a ni toux, ni spasme. Le volume injectable est beaucoup plus considérable que par la voie buccale; nous n'en avons pas encore déterminé le maximum utilisable; il doit être très éloigné d'après les expériences de Collin, surtout si l'on a soin d'injecter goutte à goutte. Aussi le cadre étant collodionné, on peut laisser l'injection pénétrer d'elle-même en élevant le récipient contenant le liquide. Il est possible de laisser notre aiguille à demeure huit jours sans inconvénient et de répéter tous les jours l'injection; dans l'intervalle, on laisse le mandrin, qui suffit à empêcher la pénétration de l'air.»

Ce manuel opératoire serait certainement excellent dans les cas indiqués par Delor si les injections intratrachéales s'imposaient d'une façon absolue, mais nous ne croyons pas à la nécessité de la méthode dans ces cas.

Examinons-les l'un après l'autre :

1° Les injections intratrachéales apportent, nous le montrerons, un appoint très utile dans le traitement de la tuberculose : elles diminuent la toux, l'expectoration, facilitent la respiration, ménagent l'estomac du malade, mais elles ne constituent pas un traitement spécifique. Lorsque, chez un tuberculeux, le larynx est malade, atteint d'œdème des aryténoïdes ou des cordes vocales, la première indication à remplir me paraît être de commencer par soigner le larynx en soutenant les forces du malade par les moyens ordinaires : cacodylate de soude, etc., etc.; on reprendra ensuite les injections intratrachéales.

2° Dans les maladies aiguës fébriles, lorsque le malade a du délire, et rend le cathétérisme par la voie buccale impossible, les injections intratrachéales ne sont pas indispensables ; laisser une aiguille à demeure dans la trachée chez un délirant ne serait même pas très prudent : le malade risquerait fort de léser sa trachée, soit en s'agitant intempestivement, soit en portant sa main à la gorge pour essayer maladroitement d'arracher l'aiguille.

3° Est-il utile d'injecter dans la trachée des quantités relativement considérables de liquides : 50 à 60 cc.?

Si l'on se sert d'huile comme excipient, en raison de la faible vitesse d'absorption de ce liquide, il serait imprudent d'injecter chaque jour de telles quantités; nous avons vu (p. 12, *expér. de Dor)* que l'huile, injectée par quantités considérables. détermine dans le poumon la production de zones gélatineuses homogènes. Le poumon revient, il est vrai, quelques jours plus tard à son état normal ; mais pourquoi déterminer l'obstruction, même momentanée, de zones que l'on ne peut choisir? La méthode n'aurait de raison d'être que si, voulant obtenir une sorte de bain antiseptique, on pouvait diriger à volonté l'huile sur telle ou telle partie du tissu pulmonaire.

Si, au contraire, on se sert d'eau comme excipient, en raison de la vitesse excessive d'absorption de ce liquide, il est impossible d'obtenir une action locale sur le poumon ; nous avons vu que des solutions caustiques de bichromate sont absorbées et passent dans le sang avant d'avoir eu le temps de déterminer l'inflammation, même légère, de la muqueuse pulmonaire.

La solution préconisée par DELOR pour ces injections de 50 et 50 cc. :

Eau distillée. . . .	100 grammes
Chlorure de sodium .	0,70 centigrammes
Phosphate de gaïacol .	5 grammes

ne paraît donc pas remplir le but qu'il en attend : agir promptement et énergiquement. Elle agira peut-être, mais parce que le gaïacol, après avoir été absorbé, sera rééliminé par l'épithélium pulmonaire ; l'action ne sera certainement pas plus énergique que celle d'une faible quantité (5 ou 6 cc.) de solution huileuse qui exercera une action à la fois par inhalation et par réélimination.

II.

Injection par cathétérisme du larynx

Le cathétérisme du larynx est connu depuis fort long-temps, mais on l'utilisait pour pratiquer la respiration artificielle, et non dans un but thérapeutique : On trouve dans HIPPOCRATE (DE MORBIS lib. III. p. 10), le conseil suivant : « On introduira les canules dans la gorge le long des mâchoires, afin que l'air soit attiré dans le poumon. »

MONRO, au XVIII siècle, fit le cathétérisme avec un cathéter d'homme. Les modernes en avaient perdu le souvenir lorsque CHAUSSIER, en 1780, proposa le tube qui porte son nom pour ranimer la respiration chez les asphyxiés ; mais on peut dire que, si l'on fait abstraction des travaux de GREEN, l'idée de porter dans le larynx des solutions médicamenteuses à l'aide d'une seringue fut préconisée pour la première fois par BEEHAG, en 1888.

La seringue dont on se sert actuellement est une seringue d'environ 3 centimètres cubes, en métal, munie de trois anneaux permettant de la manier d'une seule main : On introduit dans les deux anneaux soudés au corps l'index et le médius ; le pouce est introduit dans un anneau placé à l'extrémité du piston.

Ce piston, lorsqu'on emploie des solutions huileuses, ne doit pas être pris en caoutchouc, car cette substance se détruit sous l'action de l'huile ; on le prend généralement en cuir, mais il serait mieux de le faire en amiante pour pouvoir le stériliser.

A l'extrémité antérieure de la seringue, on adapte une canule longue et recourbée. On peut employer deux procédés pour introduire cette canule dans le larynx : *a)* faire l'opération sous le contrôle du miroir laryngien ; *b)* guider la canule sur l'index.

a) Procédé laryngoscopique. — On fait asseoir le malade devant soi ; une lampe est posée un peu derrière lui, et sur le côté. On le prie d'ouvrir la bouche et de maintenir lui-même la langue tirée au dehors en la maintenant avec la main droite recouverte d'un mouchoir, le pouce en dessous, l'index en dessus perpendiculaire à l'axe de la langue ; c'est la meilleure façon de ne pas gêner l'opérateur.

Le médecin étant assis, lui aussi, le miroir frontal devant l'œil droit, le miroir laryngoscopique dans la main, la seringue chargée dans la main droite, éclaire fortement la gorge du malade. Lorsqu'il voit les cordes vocales, il introduit le bec de la seringue jusqu'au-dessus de l'orifice glottique, et alors fait exécuter au malade une inspiration : les cordes s'écartent et l'on profite de ce moment pour franchir le passage. L'injection est poussée *brusquement*, et *aussi rapidement que possible*. On retire la seringue et le miroir.

Dor [1] recommande de prendre une canule longue de 17 centimètres (au lieu de 12 centimètres comme celle de la seringue de Beehag) pour entrer de 2 ou 3 centimètres au-dessous de la glotte; car si, au début de l'injection, le malade fait un mouvement, le bec de la canule ressort, et le reste du liquide est déposé simplement dans le larynx, d'où un violent effort de toux peut le rejeter dans la bouche.

Lorsque l'injection a été faite suivant les règles que nous avons indiquées, ce qui se passe est très variable; beaucoup de malades ont à peine quelques secousses de toux, d'autres ont, pendant un instant, un peu de spasme du larynx; mais jamais aucun auteur n'a signalé une suffocation qui pût donner la moindre inquiétude; cela même dans les cas où l'on a injecté une partie du liquide dans le larynx et non dans la trachée Il suffit de dire au malade de fermer la bouche et de respirer tranquillement par le nez pour voir le calme reparaître presque instantanément.

Lorsque la solution employée est légèrement caustique, pendant cinq ou six minutes, on peut observer une sensation de cuisson assez vive, localisée au larynx, mais cette sensation ne se produit pas lorsqu'on prend soin de ne pas laisser tomber une goutte avant d'avoir dépassé les cordes, et que le malade n'a pas d'accès de toux.

D'ailleurs, bien que les premières injections soient suivies d'un peu de toux, la plupart des malades sont très vite habitués, et au bout de cinq ou six jours, ils supportent l'opération sans tousser une seule fois; quelques-uns vont même jusqu'à causer pendant qu'on les injecte [2] et n'interrompent leur phrase qu'au moment même où le liquide pénètre dans la trachée, pour continuer tout de suite après. Nous l'avons nous-même observé sur deux malades du docteur Lacombe.

[1] Dor ; Rev. de méd. Paris, 1889-90, t. IX, p. 885.
[2] Dor ; *loc. cit.*

b) Procédé digital. — L'opérateur s'asseoit et fait asseoir le malade en face de lui; l'index de la main gauche, servant de guide, est introduit profondément dans la bouche jusqu'à la partie mobile de l'épiglotte ; puis, tenant la seringue de la main droite, on introduit le bec de la sonde dans le larynx, et l'on pousse l'injection.

Ce procédé a été surtout préconisé par le docteur Féré (de Bicêtre) [1], mais Lermoyez [2] ne le considère que comme un pis-aller qui ne doit être employé qu'au cas où il est impossible de se servir d'un miroir laryngoscopique; c'est aussi notre avis :

Etant donnée la sensibilité de la muqueuse du larynx, il ne me semble pas, d'une part, indifférent que l'on vienne mettre son doigt pendant une durée de plusieurs secondes au contact de cette muqueuse. D'autre part, malgré toute la dextérité que pourra posséder l'expérimentateur, ce guide digital empêchera peut-être que la canule ne fasse fausse route, mais ne pourra s'opposer à ce que ladite canule, introduite « à l'aveuglette », ne vienne toucher les cordes vocales et les léser par son contact; avec l'aide du miroir laryngien, on peut éviter beaucoup plus facilement ce contact, et, en tous cas, attendre, pour pénétrer, que les cordes vocales soient écartées, ce qu'il est impossible de deviner à l'aide du procédé digital.

Par suite des mouvements du patient, ou de la brièveté du doigt de l'opérateur, la canule peut s'échapper ; enfin il nous semble qu'au simple point de vue antiseptique, le fait d'introduire son doigt dans la gorge d'un tuberculeux, au contact des crachats qui peuvent y séjourner, ne présente pas une sécurité absolue. Il est facile de bouillir un instrument, il est moins facile de désinfecter un doigt souillé,

[1] Bossu ; Thèse de Paris 1889.
[2] Lermoyez ; Presse médicale, 15 juillet 1903, p. 375.

et si cette opération doit se répéter plusieurs fois quotidiennement, le médecin risque fort de commettre un jour par inadvertance une faute grave d'asepsie.

La méthode peut être susceptible de rendre service pendant quelque temps à un médecin qui ne serait pas familiarisé avec le maniement du miroir laryngoscopique ; mais il nous semble que, si ce médecin est appelé à faire souvent des injections intratrachéales, le mieux pour lui est d'apprendre à pratiquer l'injection sous le contrôle du miroir.

III

Injection par la méthode de Mendel

(Projection du liquide sur les parois du pharynx)

MENDEL, qui est un fervent partisan de l'emploi des injections intratrachéales dans le traitement de la tuberculose, crut que ce qui pourrait empêcher la généralisation de cette méthode était l'ignorance habituelle dans laquelle restent la plupart des médecins à l'égard de tout ce qui concerne le maniement des instruments laryngiens. Il chercha s'il ne pourrait trouver un moyen de pratiquer ces injections sans cathétériser le larynx, et publia dans ces derniers temps une technique en laquelle il a toute confiance et que nous allons exposer fidèlement. Cette question de l'injection intratrachéale sans cathétérisme du larynx est de première importance et tout à fait à l'ordre du jour. Nous la traiterons un peu longuement et en détail.

La méthode de MENDEL ne nous paraît ni pratique ni fidèle. Nous la combattrons, montrant que, si elle permet dans certains cas plutôt rares, l'introduction dans le larynx d'un peu de la solution que l'on y veut injecter, elle ne saurait en provoquer d'une façon certaine la pénétration, ni permettre de dire chaque fois quelle est la quantité que l'on en a pu introduire.

La totalité ou la presque totalité de la solution injectée de cette manière passe dans l'œsophage, ce qui, sauf quand l'estomac est fatigué, ne présente pas d'inconvénient, mais ne constitue plus une méthode intratrachéale ; autant faire absorber franchement les médicaments par la voie stomacale.

Voici la technique proposée par MENDEL :

On se sert d'une seringue intratrachéale d'une contenance de 3 centimètres cubes.

Le malade étant assis devant l'opérateur, on peut injecter le liquide par deux méthodes [1] :

a) PROCÉDÉ MÉDIAN. — « On saisit la langue du sujet de la main gauche et on la maintient au moyen d'un linge . Dans cette situation, le sujet découvre une partie plus ou moins grande de sa paroi pharyngée postérieure; de plus, la déglutition est rendue à peu près impossible.

» *Premier temps*. — La canule, dont la concavité regarde en bas, est introduite de la main droite, sans toucher la langue, et va viser la partie médiane de la paroi pharyngée, au niveau de la luette ou un peu au-dessous ; l'orifice de la canule est maintenu à un centimètre environ de la paroi du pharynx.

» *Deuxième temps*. — On vide la moitié de la seringue environ, sous une pression modérée : en effet, il suffit de déposer — si l'on peut dire — le liquide injecté sur la paroi

---

[1] Nous extrayons ce passage du livre de MENDEL: « Traitement de la tuberculose par la médication intratrachéale », qui vient de paraître au moment où nous allions mettre sous presse. Cette technique diffère un peu de celle publiée précédemment.

pharyngée, d'où il coulera spontanément dans les voies aériennes.

» Ce procédé permet de faire pénétrer dans le larynx une *fort petite quantité de liquide.* »

b) Procédé latéral. — « Ce procédé est le plus courant : on l'emploiera, en général, dès la seconde séance. Chez les femmes et les enfants, on emploie la courte canule ; chez les hommes, la longue canule. Ici le plan de la canule n'est pas tenu vertical, mais horizontal : autrement dit, la paume de la main droite qui tient la seringue est dirigée en haut.

» On maintient la langue du patient comme précédemment.

» *Premier temps.* — On introduit doucement de la main droite la canule, dont la courbure, maintenue horizontalement, passe au-dessus de la surface linguale, sans la toucher.

» Le dos de la canule est alors appliqué résolûment sur la base du pilier antérieur gauche qui lui sert de point d'appui. Ce temps est très important, car sans point d'appui, la longue canule ne pourrait être maintenue immobile, au moment de la projection du liquide et irait sûrement toucher et gratter les organes de la gorge. L'opérateur doit donc exercer une véritable pression en dehors sur le pilier antérieur, — pression qui n'est nullement sentie par le patient.

» Dans cette position, la canule est fixée sur le pilier antérieur comme un canon sur son affût ; son extrémité repose horizontalement dans le sillon glosso-épiglottique, et la base de la langue la cache. Son orifice vise la paroi latérale du pharynx.

» *Deuxième temps.* — La seringue est vidée avec force. Nous avons déjà expliqué pourquoi la pression doit être forte : le liquide doit, en effet, contourner la paroi latérale pour arriver à la paroi postérieure du pharynx. »

Nous ne nous occuperons guère que du second procédé, puisque, de l'avis même de MENDEL, on ne peut, par le premier, introduire dans le larynx qu'une « fort petite quantité de liquide ». Le second procédé, par projection dans le sillon épiglottique, est, d'ailleurs, le procédé qu'il emploie presque exclusivement, et celui sur lequel ont porté la plupart des expériences.

*
* *

Pour défendre sa méthode, le Dr MENDEL a procédé à des expériences sur le cadavre, sur le chien et sur l'homme.

« Le résultat de ces expériences, dit Mendel, fut communiqué à la Société médicale des hôpitaux (6 mars 1903). Cette communication fut accueillie favorablement, car le sujet est séduisant par lui-même ; cependant, le premier mouvement des auditeurs fut de douter de la réalité de l'injection ainsi pratiquée[1]. » ....

....

» Certains médecins, avant d'adopter la méthode, demandèrent à être convaincus de la légitimité de ma technique. Un de nos maîtres des hôpitaux me pria de venir pratiquer dans son service l'injection trachéale à un malade, en lançant dans sa trachée une solution de bleu de méthyle : «Si, disait-il, une seule goutte de cette solution parvient dans le larynx, nous verrons ensuite, à l'aide du miroir, le larynx tout bleu. » Je pratiquai l'injection, et le larynx, examiné immédiatement après, apparut de couleur normale, alors que son pourtour était bleu. Ce médecin en conclut que l'injection n'avait nullement atteint le larynx et que ma technique était fausse.

---

[1] MENDEL ; Archiv. gén. de médec. 17 nov. 1903, p. 2894.

« Un peu décontenancé, je repris sans tarder la même expérience sur cinq chiens. Après avoir pratiqué l'injection bleue, suivant la technique simplifiée, j'examinai le larynx, qui m'apparut de même immaculé. Mais ici, je pouvais pousser l'examen plus loin et je sacrifiai les chiens. Dans leur trachée, je trouvai mon bleu de méthyle qui n'avait pas coloré à son passage la muqueuse lisse et vernissée du tube aérien, mais qui avait coloré, au contraire, l'épithélium pavimenteux et la muqueuse plissée de l'arrière-gorge. Cette expérience *n'infirmait donc nullement ma technique.* Mais, comme on pourrait avoir l'idée de la reprendre, j'ai préféré la rapporter ici en son entier[1]. »

A la lecture de cette observation, nous nous demandâmes si le liquide coloré trouvé par MENDEL dans la trachée et les bronches de ses chiens n'y était pas parvenu par élimination du bleu de méthylène à travers la muqueuse pulmonaire; le bleu de méthylène s'élimine facilement par le rein, et nous ne connaissions aucune expérience prouvant qu'il ne s'élimine pas aussi facilement par le poumon. On aurait eu ainsi l'explication de l'intégrité du larynx, concordant avec une coloration de la trachée et des bronches.

A cet effet, nous procédâmes, au laboratoire de physiologie de M le professeur HÉDON, qui voulut bien nous aider de ses conseils, à deux séries d'expériences.

PREMIÈRE EXPÉRIENCE. — Prenant un chien, nous l'anesthésiâmes, et à l'aide d'une seringue munie d'une longue canule, nous injectâmes d'une part dans l'arrière-gorge, d'autre part dans le larynx même, une solution fortement colorée de bleu de méthylène. Le chien fut sacrifié un quart d'heure après; nous trouvâmes, à son autopsie, la muqueuse

[1] MENDEL ; *loc. cit.*, p. 2895.

de l'arrière-gorge fortement colorée, mais le larynx avait
conservé sa coloration normale et la partie supérieure de la
trachée n'avait pris qu'une teinte à peine sensible; prenant
un tampon de coton trempé dans la solution, nous en frot-
tâmes l'intérieur de la trachée et le larynx qui, malgré cela,
ne prirent pas la couleur (sauf en quelques rares points où
la muqueuse était éraillée).

Cette expérience confirmait celle de MENDEL, en prouvant qu'une solution colorée peut pénétrer dans le poumon
par l'orifice supérieur de l'arbre aérien sans colorer le
larynx, et en colorant la trachée d'une façon presque insensible.

DEUXIÈME EXPÉRIENCE. — Bien que cette première expérience infirmât nos vues, nous résolûmes de procéder
à une seconde. pour voir si le bleu de méthylène ne
s'élimine pas par la muqueuse pulmonaire. L'expérience,
faite sur des cobayes, d'une part par ingestion stomacale,
d'autre part par injection sous-cutanée, donna des résultats
négatifs.

Nous avons tenu à relater ces expériences, qui confirment
celles de MENDEL, pour montrer notre intention de rechercher la vérité sans parti-pris. Il ne faudrait, du reste, pas
croire, d'après ce que nous venons de dire, que l'expérience
de MENDEL est concluante : elle a été combattue d'une autre
manière et avec succès par le docteur VIOLLET (de Paris),
dans un travail que nous citons plus loin.

MENDEL fit d'autres expériences que celle-ci :
« Peu de temps après, dit-il, je fus mandé par un autre
médecin distingué des hôpitaux, curieux de connaître ma
pratique : mais il ne voulait l'appliquer à ses malades que
convaincu de la légitimité de l'injection. Il fit d'abord une
expérience tout à fait favorable à ma cause. Un de ses

élèves, éduqué, injecta à un patient deux seringues d'huile d'olive saturée d'orcanette : on fit, immédiatement après, un lavage de l'estomac, et l'on ne tira qu'une minime quantité d'huile rouge ; de plus, le malade cracha rouge pendant une heure et demie, et l'on constata que les mucosités bronchiques étaient intimement mélangées à l'huile rouge.

» On voulut, alors, pour plus de certitude, répéter cette expérience, et, à l'huile colorée en rouge, on préféra la solution aqueuse de bleu de méthyle : En effet, disait-on, le lavage de l'estomac peut ne ramener qu'une partie de l'huile contenue dans ce viscère, car l'huile peut adhérer aux parois gastriques ; si nous employons l'eau colorée, nous pouvons toujours fixer le degré colorimétrique du liquide extrait, et déterminer la quantité de liquide parvenu dans l'estomac.

» J'injectai alors à un malade trois seringues d'eau bleue, et le lavage de l'estomac, pratiqué immédiatement après, ramenait la totalité du liquide bleu que j'avais cru injecter dans la trachée. L'expérience condamnait donc en définitive mon procédé, qui ne fut pas retenu par le médecin.

» Je reviendrai plus loin sur cette expérience ; je voudrais citer auparavant un fait, défavorable en apparence à ma technique. Pendant les dernières vacances, un de nos confrères, le docteur X..., atteint de tuberculose, s'adressa à un laryngologiste exercé et distingué, le priant de lui appliquer le traitement que j'avais préconisé. Ce dernier pratiqua alors mon procédé d'injection, seringuant l'huile eucalyptolée dans le sillon glosso-épiglottique ; à chaque expérience, le liquide reflua dans la gorge du patient qui le recrachait : Médecin et malade décidèrent de renoncer à ce procédé et reprirent la méthode laryngologique. L'opérateur lança alors, sous le contrôle du miroir, l'huile eucalyptolée chaque jour dans le larynx du patient, qui sentit l'injection descendre le long de sa trachée sans irritation aucune et qui, au bout de quelques séances, constata sur lui-même les résultats que je note constamment depuis cinq ans : retour de l'appétit et des forces ; meilleure respiration ; diminution notable de la toux, et de l'expectoration ; aspect plus favorable des mucosités, sans compter l'amendement des signes stéthoscopiques, si fréquent puisque je l'ai relevé quatre fois sur dix.

» Néanmoins, ces dernières expériences étaient funestes à mon procédé d'injection et lui aliénèrent d'abord un médecin distingué et un laryngologiste habile qui, tous deux, avaient recherché de bonne foi la vérité [1] . »

Avant de citer les explications données par MENDEL pour essayer de montrer les motifs qui rendirent ces expériences défavorables à sa cause, nous tenons à parler d'abord d'un travail du docteur VIOLLET, présenté le 30 juin 1903 par CHAUFFARD à l'Académie de médecine, et intitulé : *Peut-on pratiquer une injection trachéale sans introduire une canule dans le larynx ?* Nous tenons à remercier ici le docteur VIOLLET, qui a bien voulu nous communiquer le texte *inédit* de ce mémoire; nous le publions *in extenso*, n'en supprimant qu'une faible partie au début et à la fin, partie qui ne concerne que des considérations d'ordre général que nous exposons nous-même çà et là dans cet ouvrage.

« La méthode du docteur MENDEL est bien à lui, et elle est, à première vue, si paradoxale que, si elle était vérifiée, elle renverserait des notions fondamentales de physiologie qui justifient toute une série de manœuvres médico-chirurgicales importantes mises en pratique journellement, tant par les chirurgiens généraux que par les médecins spécialistes, au cours des interventions portant sur les

[1] MENDEL ; Arch gén. de médec., 17 nov. 1903, p. 2896.

cavilés de la face, la langue, le larynx, ou dans la thérapeutique des affections du conduit laryngo-trachéal. Avec la technique de M. le docteur Mendel, ces manœuvres devraient être réputées inutiles, sinon dangereuses. Pour n'en citer qu'un exemple. le fait si simple et si couramment mis en pratique d'exercer une traction sur la langue au cours d'une anesthésie chloroformique, quand le malade respire mal, devrait être réputé dangereux, alors même que le malade ne serait plongé que dans un demi-sommeil permettant la conservation des réflexes toutes les fois que les interventions seraient susceptibles de déterminer dans le pharynx un épanchement de sang tant soit peu abondant, car alors le sang pénétrerait spontanément dans le conduit laryngo-trachéal.

» Dire que tout liquide versé dans le sillon glosso-épiglottique descend spontanément dans ce conduit lorsque le patient a la bouche ouverte et la langue maintenue hors de la bouche revient. tout simplement, à poser en principe que la voie de déglutition normale d'un animal ou de l'homme, dans ces conditions, cesse d'être l'œsophage et devient le conduit laryngo-trachéal.

» L'assertion, on le voit, est assez nouvelle et grosse de conséquences pratiques; l'auteur l'a bien senti; aussi a-t-il jugé nécessaire de publier lui-même, à l'appui, une série d'observations cliniques ou expérimentales qui ont fait le thème des récentes communications auxquelles j'ai fait allusion plus haut.

» Les expériences de contrôle auxquelles s'est livré l'auteur pour vérifier ces assertions ont été faites sur le cadavre, sur l'homme vivant et sur le chien ; il me semble utile de les disculer brièvement avant d'exposer les procédés de vérification que j'ai moi-même mis en œuvre dans le même but. Je considère les expériences de contrôle sur le cadavre comme sans valeur, en pareille matière : la béance et l'orifice laryngé, l'absence réflexe, la rigidité cadavérique des muscles de l'orifice supérieur de l'œsophage, expliquent facilement que les liquides déposés au voisinage. de l'orifice laryngé puissent, sur le cadavre, pénétrer dans la trachée, comme ils peuvent le faire, on verra plus loin, dans le sommeil anesthésique.

» Sur le vivant, M. le docteur Mendel s'était jusqu'ici efforcé seulement de suivre, sous le contrôle du miroir laryngoscopique, le trajet suivi par l'huile médicamenteuse injectée sans avoir pris la précaution de la colorer au préalable ; je prétends ce mode de côntrôle insuffisant. de même que je ne puis me fier aux sensations subjectives du malade, comme le fait M. le docteur MENDEL. Je montrerai tout à l'heure quelles constatations permettent de faire les solutions médicamenteuses coloriées.

» Quant aux expériences de contrôle faites sur le chien par l'auteur, je les ai moi-même répétées, et je crois pouvoir démontrer qu'en se plaçant dans de bonnes conditions d'expérience, le liquide injecté par sa méthode ne pénètre pas dans la trachée, mais dans l'œsophage, bien que la disposition anatomique de l'épiglotte et de l'orifice supérieur du larynx du chien soit de nature à favoriser bien mieux que chez l'homme la pénétration des liquides injectés dans le conduit laryngo-trachéal.

» Voici les expériences auxquelles je me suis livré, sur le conseil de M. le docteur CHAUFFARD, avec l'aide obligeante et éclairée de M. le docteur Lucien CAMUS, chef adjoint des travaux pratiques de physiologie à la Faculté de médecine.

PREMIÈRE EXPÉRIENCE. — Un chien pesant 7 kil. 200 est chloroformé après avoir été fixé étendu sur un appareil de contention (modèle de Claude Bernard); des canules sont placées dans sa trachée et dans son œsophage mis à nu et incisé ; puis on laisse le chien se réveiller : des injections d'une solution de bleu de méthylène, couleur bleu indigo, sont alors pratiquées suivant la technique de M. le docteur MENDEL à l'aide de sa seringue; le liquide est déposé dans le repli glosso-épiglottique ; la tête du chien, dans cette première expérience, était maintenue en extension forcée et les deux maxillaires fixés à un mors attenant à l'appareil de contention.

» Dès la première injection, on note que *tout le liquide injecté ressort* en flot bleu indigo *par la canule œsophagienne* ; un tampon d'ouate hydrophile, placé dans la canule trachéale, ne présente, après quatre injections successives de 3 centimètres cubes chacune de la solution, qu'une trace insignifiante de mucus faiblement teinté en bleu verdâtre clair, tandis que ces mêmes injections ont toutes donné lieu à l'issue de liquide bleu foncé, injecté par la canule œsophagienne.

» Je dois dire que, dans cette expérience, avant de pratiquer l'injection de bleu, je m'étais assuré, sur le conseil de M. Camus, du retour des réflexes pharyngiens de déglutition de l'animal, en lui versant dans le gosier de l'eau pure avec une pipette.

» Cette précaution n'était pas inutile, car *tant que l'animal n'était pas complètement sorti du sommeil chloroformique*, nous pûmes constater que l'eau *ressortait à peu près également par la canule trachéale et la canulé œsophagienne*[1]; ce qui justifie une fois de plus, je tiens à le rappeler en passant, la pratique des chirurgiens qui, dans les opérations sur les cavités naso-buccales, n'opèrent les malades que dans un demi-sommeil anesthésique, permettant la conservation des réflexes, quand ils ne peuvent le mettre dans la position de Rose pour éviter la pénétration du sang dans les voies respiratoires, qui pourraient provoquer une suffocation ou des complications broncho-pulmonaires ultérieures.

» Dans notre expérience, le bleu ne fut injecté que lorsque les réflexes de déglutition, ayant repris toute leur régularité, aucun liquide ne passait plus par le larynx et la canule trachéale. Les résultats si démonstratifs de cette première expérience furent confirmés par ceux de la seconde.

DEUXIÈME EXPÉRIENCE. — Dans cette deuxième expérience, pour éviter toute gêne des mouvements de déglutition, surajoutés à la traction de la langue et à l'ouverture de la bouche, nous nous bornâmes à immobiliser le corps du chien pesant 9 kilos, supprimant toute anesthésie préalable et toute canule, lui laissant la tête en position normale, écartant seulement les mâchoires à l'aide de deux liens permettant de saisir la langue et de pratiquer l'injection par la méthode de M. le Dr Mendel. Dans ces conditions, les mouvements de déglutition restaient parfaitement normaux et libres de toute entrave ; ce qui, on vient de le voir, était capital pour la valeur de ces expériences.

« Une série d'injections ayant été pratiquée sur ce chien ainsi immobilisé, l'animal fut mis la tête en bas, tué par piqûre du bulbe, et autopsié aussitôt dans cette même position ; nous constatâmes que l'œsophage et l'estomac étaient remplis de bleu indigo jusqu'au

---

[1] Le Dr MENDEL, dans les expériences qu'il a faites, et qui lui ont donné un résultat positif, ne dit pas s'il a pris cette précaution.

duodénum ; *le larynx présentait seulement des traces insignifiantes* de mucus faiblement coloré, appliqué sur sa face postérieure, dont la paroi elle-même était faiblement colorée ; ces traces de bleu formaient une traînée pâle le long de la paroi correspondante de la trachée et ne dépassaient pas le dixième anneau cartilagineux de cet organe ; ces traces de bleu avaient bien dû pénétrer dans le larynx pendant la vie, puisque l'animal avait été sacrifié et autopsié la tête en bas et qu'aucune mucosité teinte de la gorge n'avait pu être entraînée dans le conduit laryngo-trachéal après la mort.

» La présence de ces traces insignifiantes de bleu dans la portion supérieure du conduit laryngo-trachéal s'expliquait certainement, je le reconnais volontiers, la vérification en est facile à faire sur soi-même, par la gêne apportée au mouvement de la déglutition par la traction de la langue ; mais du fait que cet obstacle favorise la pénétration de *quelques gouttes* du liquide déposé au voisinage de l'épiglotte dans le larynx, il n'en résulte pas que la masse de l'injection y pénètre, comme le croyait et l'affirme Mr le docteur Mendel. Je crois utile de faire remarquer que mes expériences, de même que celles de M. Mendel, ont été faites avec le bleu de méthylène, dont le pouvoir colorant, diffusible, est si considérable ; ce serait une erreur d'interprétation grossière que de croire à la pénétration de la masse du liquide d'injection dans la trachée parce qu'on y rencontre une traînée de mucus teintée de bleu clair ; la pénétration d'une seule goutte de solution fortement colorée, comme celle que nous avons employée dans nos expériences, suffirait à expliquer ce fait ; le liquide injecté, d'un bleu foncé, presque noir, s'écoulait dans nos expériences, exclusivement par la canule œsophagienne, ou se retrouvait dans le seul tube digestif de l'animal ; celui-ci contenait la totalité de la solution injectée, sa muqueuse était entièrement colorée en bleu noir jusqu'à la portion initiale du duodénum, dont le mucus n'était que légèrement teinté.

» M. le docteur Mendel, lui aussi, dans ses expériences sur le chien, a toujours constaté la pénétration du bleu dans le tube digestif, et s'il nous dit avoir constaté une fois le passage du bleu à travers la plaie trachéale d'un chien vivant traité par sa méthode, il ne nous dit pas dans quelles conditions de contention, d'anesthésie, s'est trouvé ce chien ; il ne nous parle pas non plus de la teinte de ce bleu trachéal par rapport à celle de la solution employée, il ne semble pas avoir cherché davantage à vérifier par l'autopsie, faite avec les précautions nécessaires pour éviter la pénétration *post mortem* du bleu dans le conduit laryngo-trachéal, jusqu'où ce bleu avait pu pénétrer dans la trachée, et si finalement la masse d'injection ne se retrouvait pas simplement dans l'estomac de l'animal.

« Si donc, M. le Dʳ MENDEL aboutit à la suite de ces expériences à des conclusions inverses des nôtres, c'est, d'une part, qu'il a pu être induit en erreur par de mauvaises conditions d'expérience tenant, par exemple, à une anesthésie trop prononcée supprimant les réflexes pharyngiens, ou à des appareils de contention trop énergiques rendant impossibles les mouvements de déglutition ; c'est, d'autre part. qu'il a pu attribuer à la constatation de traces de bleu une valeur qu'elle n'avait pas ; les observations faites au cours de nos expériences propres montrent la possibilité de ces causes d'erreur dans la technique de l'expérience elle-même ou dans l'interprétation de ses résultats.

Les expériences de contrôle sur le chien, si intéressantes et démonstratives qu'elles puissent être, ne nous semblent pas aussi convaincantes pour des cliniciens que celles qui sont instituées chez l'homme même ; la technique dont nous nous sommes servi dans le but de vérifier la réalité des injections trachéales en question chez l'homme est des plus simples : elle consiste à teinter, par une très faible proportion de bleu de méthylène, une solution médicamenteuse, telle que l'huile résorcinée, par exemple, injectée par le procédé de M. le Dʳ MENDEL et à pratiquer aussitôt après l'examen laryngoscopique ; dans ces conditions, j'ai pu m'assurer que la solution colorée, injectée suivant la technique de l'auteur, teintait exclusivement le pharynx buccal. la face linguale de l'épiglotte, les gouttières glosso-épiglottiques et pharyngo-laryngées et laissait, au contraire, la cavité laryngée elle-même absolument indemne de toute trace de coloration ; sur plusieurs malades ainsi traités sur lesquels l'injection avait été pratiquée non seulement par moi, mais par un médecin plus exercé que moi à la technique préconisée par M. MENDEL, j'ai pu constater que, ni la face laryngée de l'épiglotte, ni les aryténoïdes, ni aucun point de la paroi du vestibule laryngé, des cordes vocales ou des portions de la trachée accessible à la vue. ne présentaient aucune trace de bleu.

« Craignant d'être encore insufficamment exercé à cette technique nouvelle, que la description de l'auteur nous faisait cependant envisager comme particulièrement simple, nous sûmes le plus grand gré à M. MENDEL d'avoir obligeamment consenti tout dernièrement à des expériences de contrôle auxquelles M. le docteur CHAUFFARD voulut bien prendre intérêt, et dont il nous facilita, ainsi que son interne, M. BOID.N, de toute manière, la réalisation. Dans cette expérience de contrôle qui eut lieu le 28 mai 1903, M. MENDEL voulut bien injecter *lui-même* la solution colorée ; il le fit, à deux reprises différentes, avec une solution faiblement, puis fortement teintée sur un de ses malades soumis au mode de traitement qu'il préconise et très facile à examiner ; après chaque injection, nous fîmes, M. MENDEL et moi, l'examen laryngoscopique que les assistants purent contrôler avec nous ; opérateurs et assistants furent unanimes à reconnaître que le larynx dans son entier, y compris la face interne de l'épiglotte, conservait sa coloration rose normale, alors que son pourtour glosso pharyngien était franchement bleu.

«Je crois pouvoir conclure de cet ensemble de vérifications que la technique des injections trachéales par dépôt du liquide dans le sillon glosso-épiglottique ne répond pas au but cherché ; tout médecin un peu exercé au maniement du miroir laryngoscopique pourra lui-même vérifier le plus aisément du monde, en colorant les mélanges médicamenteux employés, que le liquide injecté par ce procédé n'est pas conduit, comme le croyait M. le docteur MENDEL dans le larynx, quand le patient a la langue tirée au dehors et a la bouche ouverte, mais bien dans l'œsophage.

Le docteur MENDEL, en réponse aux expériences et aux objections du docteur VIOLLET, publia dans les *Archives géné-rales de médecine*[1] un article où il essayait de parer les rudes coups qui lui étaient portés ; abandonnant les expériences sur les chiens et sur le cadavre, il résolut d'observer uniquement sur l'homme vivant. Son principal argument était celui-ci : si l'on fait à un malade des injections intratrachéales

[1] Arch. gén. de méd., 30 nov. 1903, p. 2894.

suivant sa méthode, le malade ressent les mêmes sensations caractéristiques qu'avec l'injection faite suivant le procédé laryngoscopique, c'est-à-dire si l'on emploie l'huile eucalyptolée, sensation de fraîcheur dans la poitrine, qui facilite notablement la respiration chez les dyspnéïques. De plus, d'après lui, « cette sensation d'eupnée dure plusieurs heures et se continue après l'ingestion du repas, fait qui ne se produirait nullement si l'injection était simplement déglutée, car les aliments balaieraient à leur passage l'essence qui tapisserait l'œsophage [1] ».

A cela, nous répondrons qu'il est difficile, comme moyen de contrôle efficace, de se fier uniquement aux sensations subjectives ressenties par les malades, et que rien ne prouve que l'eupnée éprouvée n'est pas due : au début, à l'inhalation des essences volatiles déposées au voisinage du larynx, et plus tard à l'élimination par la muqueuse pulmonaire de l'eucalyptol absorbé par la voie gastrique.

MENDEL comprit fort bien le peu de valeur de son argument ; aussi voulut-il passer à des constatations objectives [2] : « Surveillant, dit-il, la région avec le miroir, pendant que je lançai l'injection dans le sillon glosso-épiglottique, je vis distinctement, une seconde environ après l'opération, l'huile brillante et réfringente passer par le milieu de la paroi postérieure du larynx et tomber dans le tube aérien. En même temps, le patient accusait la sensation caractéristique.

» Cette constatation, faite un grand nombre de fois, m'aurait convaincu si j'en avais eu besoin ; mais elle n'était pas de nature à convaincre mes adversaires, qui n'admettent un fait que s'ils le voient ou que s'ils en comprennent le pourquoi. Je finis par découvrir ce pourquoi : on verra qu'il est simple. »

[1] MENDEL ; *loc. cit.*
[2] MENDEL ; *loc. cit.*

L'auteur explique qu'il pense que « le liquide, lancé avec une certaine pression, parcourt le sillon glosso-épiglotti- que, la paroi pharyngée latérale qui l'oriente vers la paroi postérieure du pharynx, et que, de là. ce liquide descend de lui-même le long de la paroi postérieure du larynx. »

L'explication de ce fait, dit-il, est simple, car « en dépit des figures d'anatomie qui nous trompent en montrant le tube œsophagien béant, ce conduit est toujours fermé à l'état de repos.... »

« Le seul orifice ouvert, à l'état de repos, dans cette ré- gion, est la glotte : c'est elle qui est le seul déversoir de ce canal qui débute aux fosses nasales, se continue par le pharynx nasal et le pharynx buccal, et se trouve limité en avant par le palais et le voile du palais.

» C'est le long de la paroi pharyngée que glisse l'air appelé par l'inspiration nasale, et cet air, trouvant à son passage l'orifice digestif fermé, s'engouffre dans l'orifice aérien, — autrement l'air inspiré emplirait à chaque inspi- ration les poumons et l'estomac [1].

» Mais, dira-t-on, si cet orifice digestif est fermé norma- lement, encore est-il capable de s'ouvrir. Ne s'ouvre-t-il donc pas au contact du liquide injecté sur la paroi du pha- rynx ? Je puis répondre que l'observation directe m'a montré que cet orifice ne s'ouvre pas lorsqu'un liquide parcourt la paroi pharyngée postérieure, et qu'ainsi le mécanisme de la déglutition n'est nullement réveillé. »

L'assertion du Dr MENDEL est originale, mais peut-être un peu hasardée, car, comme le fait remarquer VIOLLET, elle tendrait à faire croire que la voie normale de déglutition,

---

[1] Il est facile de répondre à cet argument, en faisant remarquer que, pen- dant l'inspiration, quand bien même l'orifice œsophagien serait ouvert, l'air n'aurait aucune tendance à emplir l'estomac, puisque, à ce moment, cet organe abdominal est comprimé par la contraction du diaphragme.

chez l'homme, lorsqu'il a la bouche ouverte et la langue tirée hors de la bouche, cesse d'être l'œsophage pour devenir la trachée.

Mendel, en dehors de la constatation sous le contrôle du miroir, donne un autre argument pour défendre son opinion :

« Lorsqu'on administre à un patient, dit-il, la douche nasale pour la première fois, il peut arriver que le voile du pharynx, qui doit fermer la cavité rétro-nasale, se relâche brusquement, et qu'une bonne quantité de liquide tombe, en suivant la paroi pharyngée, dans l'intérieur du larynx. Il en résulte, ici, de la toux et de la suffocation, parce que, à l'inverse de l'injection trachéale, la quantité de liquide est forte, qu'elle tombe de haut et qu'elle est irritante, car il s'agit, la plupart du temps, d'eau salée. On voit qu'ici, il n'y a pas déglutition, mais chute dans le larynx »

Il me semble que le fait cité par Mendel, loin d'être un argument en faveur de la cause qu'il défend, en démontre la fausseté. Mendel ne voit qu'une seule chose : c'est qu'un liquide, tombant de la cavité rétro-nasale, *n'est pas dégluti, mais pénètre dans le larynx ;* il ne prête aucune attention à la toux et à la suffocation, qui se produisent dans cette circonstance, et que lui-même signale. Nous n'avons jamais nié qu'un liquide pût pénétrer dans le larynx ; ce que nous nions, c'est qu'un liquide provenant de la cavité buccale puisse y pénétrer autrement que par le cathétérisme, sans provoquer des phénomènes de défense, phénomènes dont l'un, la toux, détermine l'expulsion de la plus grande partie du liquide qui a pénétré dans le conduit laryngo-trachéal.

A la vérité, nous admettons que *chez certains patients,* familiarisés avec les opérations laryngiennes et avec le contact d'instruments laryngés, ces réflexes de défense puissent être, sinon abolis, du moins notablement diminués ; que, chez certains autres, hystériques ou paralytiques généraux, le même phénomène s'observe. Chez ces deux catégories de patients, la théorie de MENDEL peut, à la rigueur, se soutenir, mais ce sont là des exceptions, et dans la généralité des cas, sa méthode est inapplicable, nous le démontrerons, du reste, plus loin, en nous basant sur ses propres expériences.

.·.

A la suite de la présentation, à l'Académie, du Mémoire de VIOLLET, les expériences sur l homme et les animaux, pratiquées par ce dernier, furent répétées par M. MENDEL lui-même, sans plus de résultat, devant MM. CHAUFFART et GLEY [1] ; ce dernier devait faire un rapport à l'Académie, rapport qu'il n'a pas encore publié parce qu'il est absorbé, en ce moment, par un travail pressé. Dans les expériences ainsi répétées par MENDEL lui-même, l'*insuccès fut complet* sur *l'animal ;* chez l'homme, une très grande partie du liquide d'injection, coloré pour la circonstance, et retiré à l'aide du tube Frémont, fut retrouvé dans le liquide extrait de l'estomac ; la quantité en fut dosée par le pharmacien de M. CHAUFFARD, elle était à peu près de moitié de la dose injectée, et il est vraisemblable qu'une notable partie du liquide injecté (9 cc.) se perdit dans l'estomac et ne put être pompée par le tube Frémont.

MENDEL, dans l'ouvrage qu'il vient de publier [2], fait allusion à ces expériences :

« Elles ont été pratiquées par nous, dit-il, dans des conditions vraiment exceptionnelles — devant une commission de l'Académie de médecine très sceptique — et notre main n'a pas eu, peut-être ce jour-là, toute la dextérité

---

[1] Communiqué par le docteur VIOLLET.

[2] Traitement de la tuberculose pulmonaire par la médication intratrachéale, Paris, Rudeval, 1904.

habituelle. Nous discuterons, néanmoins, l'expérience telle qu'elle est.

» Les deux patients reçurent ce jour-là trois seringues d'huile eucalyptolée chacun, et déclarèrent qu'ils n'avaient rien avalé de cette injection, qu'ils sentirent descendre dans leur trachée comme d'habitude [1].

» Or, nous maintenons que le liquide retiré de l'estomac n'avait pas été projeté par l'injection, *qu'il n'avait pas été dégluti* (!), mais qu'il avait été introduit dans ce viscère, à la faveur du cathétérisme de l'œsophage et de la longue présence du tube dans ce conduit ; il y resta en effet sept ou huit minutes.

» Le cathétérisme et le long séjour du tube ont pour conséquence de produire une série de fortes déglutitions qui, dans ces deux cas, ont simplement fait descendre dans l'œsophage, le long de la surface extérieure du tube, l'excès de liquide injecté qui tapissait les parois pharyngées après l'injection. On comprend, en effet, que notre procédé d'injection est fort indirect : il peut être comparé à la projection d'un liquide sur la paroi d'un entonnoir ; et ici, le liquide projeté est compact et adhérent, la paroi est molle et dépressible ; le liquide a donc une tendance naturelle à se déposer sur les surfaces qu'il parcourt, et ces surfaces sont assez étendues.

» Par conséquent, après l injection, il reste sur les parois pharyngiennes une certaine quantité de liquide ; que de nombreuses et violentes déglutitions se produisent, tout cet excès de liquide sera envoyé dans l'estomac. Nous recommandons bien au patient, après l'injection, de cracher et de se gargariser ; il n'a souvent rien à cracher, car il n'a pas

---

[1] Cette constatation, faite par MENDEL lui-même, montre combien on doit peu se fier aux sensations subjectives accusées par les malades.

la sensation de cette mince couche d'huile tapissant son pharynx, et, d'autre part, le gargarisme ne parvient pas à le débarrasser. »

Cette argumentation fort curieuse ne me paraît pas détruire la valeur des expériences faites devant CHAUFFARD et GLEY,

On pourrait, du reste, faire remarquer que l'introduction du tube Frémont ne fut pas faite si vite après l'injection que l'on ne laissât le temps au liquide de couler dans « l'entonnoir trachéal », puisque, de l'aveu même de MENDEL, les patients déclarèrent *n'avoir rien avalé*, et *avoir senti l'injection descendre dans leur trachée* comme d'habitude.

Si, d'autre part, comme le dit MENDEL, le liquide trouvé dans l'estomac provient de la portion *restée sur les parois pharyngiennes,* on avouera que cette portion, égale à plus de 50 °/₀ de la quantité totale, est si considérable, que ce seul fait fournirait un motif suffisant pour faire rejeter la technique proposée.

*
* *

On a pu voir, par l'exposé qui précède, que, dans *la plupart* des expériences faites sur l'homme, aussi bien par MENDEL lui-même que par d'autres médecins, les résultats furent plus ou moins complètement négatifs.

Quelle explication donne l'auteur des expériences défavorables ?

« On se rend compte, dit-il, que pour réussir l'injection par le procédé glosso-épiglottique, il faut lancer le liquide avec une certaine pression : il doit, en effet, contourner la paroi pharyngée latérale et arriver à la paroi pharyngée postérieure, à une petite distance au-dessus du larynx.

» Si le liquide n'a pas reçu une impulsion suffisante, si sa trajectoire — qu'on me passe le mot — n'est pas assez tendue, alors ce liquide, au lieu de redescendre sur la paroi pharyngée postérieure pour aboutir à la glotte, ne descend que le long de la paroi laryngée latérale, et s'engage dans la gouttière latérale correspondante du sinus piriformis.....

» En lisant cette description, le lecteur pense peut-être que mon procédé d'injection présente une véritable difficulté d'exécution puisqu'il *s'agit d'imprimer au liquide exactement la vitesse convenable*; je m'empresse donc de dire que, dans la pratique, le tour de main s'obtient très facilement, et que les élèves effectuent correctement la petite opération dès la première séance. Je dirai même que l'infirmier de notre salle de l'Hôtel-Dieu (service du professeur Brissaud) a également appris, en une séance, à pratiquer très correctement l'injection trachéale

» Si l'on veut bien se souvenir des expériences défavorables, on verra que l'injection expérimentale *avait été chaque fois fautive.*

» Lorsque j'eus moi même à injecter de l'eau colorée en bleu[1], je constatai, ä la première injection, que le malade recrachait la totalité du liquide : je me rendis compte alors que la seringue pleine d'eau se vidait beaucoup plus vite, sous la même impulsion que la seringue pleine d'huile, car l'eau offre beaucoup moins de résistance de débit. Dans cette injection, *j'avais donc dépassé le but,* et le liquide parcourait circulairement tout le fond de la gorge du patient. Je m'efforçai donc de lancer l'eau très lentement pour me rapprocher des conditions habituelles : *j'allai alors si lentement que le liquide ne parvint* pas jusqu'au pharynx, mais s'infiltra dans le sinus piriformis et l'œsophage, d'où échec de l'expérience.

[1] Expérience citée plus haut : page 33.

» Il en fut de même lorsque le laryngologiste essaya le procédé sur le Dr X. . : il ne put réussir faute d'une bonne technique Et quand, quelques jours plus tard, le Dr X... revint me voir, je lui appliquai mon procédé — que j'accomplissais correctement par habitude — et il ressentit immédiatement la sensation trachéale caractéristique[1]. »

La lecture de ces explications, loin de donner l'impression que la méthode est assez facile pour que « *de jeunes élèves la pratiquent correctement dès leur première tentative, et que l'infirmier d'un service d'hôpital puisse l'appliquer* », fait penser à une sorte de jeu de billard anglais, dans lequel une bille poussée avec plus ou moins de force doit retomber dans une case située au milieu du jeu; si l'impulsion est trop forte ou trop faible, la bille tombe en deçà ou au delà.

Ce n'est plus un procédé rigoureux, scientifique, mais un jeu de hasard.

Plus récemment, MENDEL a procédé, en présence des Drs VIOLLET et LUBET BARBON, et à la clinique de ce dernier, à une expérience contradictoire sur l'homme. Nous sommes heureux de pouvoir publier ici le procès-verbal *inédit* de cette expérience, procès-verbal que nous devons à l'obligeance du Dr VIOLLET[2] :

Le 15 décembre 1903, MM. MENDEL, VIOLLET, LUBET-BARBON, se sont réunis à la clinique de ce dernier à l'effet de savoir si une injection d'huile poussée sur la paroi postérieure ou latérale du pharynx buccal, le plus près possible du sinus piriformis, pouvait,

[1] Arch. gén. de méd., 17 nov. 1903, page 2902.
[2] Ce procès-verbal vient d'être publié par MENDEL dans son ouvrage : Trait. de la tuberc. pulm. par les inject. intratrachéales.— Paris, Rudeval, 1904, paru au moment où nous allions mettre sous presse.

par son propre poids, passer de ce sinus dans la trachée en coulant le long des parois du larynx ; les expériences ont été faites sur trois malades, deux déjà en traitement chez M MENDEL, un n'ayant pas encore subi ce traitement, mais ayant été curetté pour de la tuberculose laryngée :

PREMIER MALADE. — Jeune homme de 17 ans *en traitement chez M. Mendel, depuis un mois* ; les premières seringues d'huile eucalyptolée et colorée, injectées sur la paroi postérieure du pharynx ont déterminé un mouvement très net d'ascension brusque du larynx et une *déglutition* d'une grande partie du liquide; la glotte se fermant en ce moment, il a été impossible de constater la descente du liquide dans la trachée; l'un de nous, M. LUBET-BARBON, a remarqué qu'après le mouvement de déglutition, il ressort dans le sinus piriformis une certaine quantité d'huile et que ce liquide, débordant par-dessus la sorte de digue que fait le bord supérieur du larynx au sinus piriformis, quelques gouttes coulaient dans l'angle dièdre formé par la paroi latérale et postérieure du larynx et descendaient jusque dans la trachée sans provoquer de mouvements de toux ; cela nous donne l'idée de verser goutte à goutte et sous le contrôle du miroir, dans un des sinus piriformes (le gauche), une certaine quantité de liquide coloré ; cette manœuvre de douceur n'excite pas le réflexe de la déglutition et l'on voit alors très nettement le liquide noyer la susdite digue et s'écouler dans le larynx et la trachée sans provoquer de toux. M. VIOLLET répète l'expérience et fait les mêmes constatations. Sur ce même malade, une injection intratrachéale faite par les procédés laryngoscopiques ordinaires n'a pas provoqué non plus le réflexe de la toux.

DEUXIÈME MALADE. — Homme de 50 ans environ, *en traitement chez M. Mendel depuis deux mois*; liquide employé : huile eucalyptolée colorée. Le malade est prévenu que, lorsqu'il a son injection dans le pharynx, il ne doit pas avaler et *sa contenance montre qu'il est habitué à cette manœuvre*. Chacun de nous, contrôlant de visu à tour de rôle et M. MENDEL faisant l'injection sur la paroi latérale droite du pharynx du malade, en arrière du pilier postérieur droit, nous avons pu constater que le liquide injecté remplit la cavité du pharynx, où il marque un temps d'arrêt, descend sous forme de coulée massive le long de la paroi postérieure du larynx; il n'y a pas eu de mouvement de déglutition ni antérieur, ni concomitant, ni de toux ; le malade cracha un reste de liquide qui lui est resté dans le pharynx.

Troisième malade. — D'une quarantaine d'années, *a subi le curettage du larynx* dont il est guéri : larynx à peu près normal ; huile pure colorée. Une première injection sur la paroi latérale du pharynx a paru donner les mêmes résultats immédiats que ceux observés chez le second malade, pas de déglutition, passage du liquide dans le larynx constaté de visu, sensation subjective de pénétration dans les voies aériennes. Deux autres injections sont faites dans les mêmes conditions sans constatation possible, le malade ayant dégluti lors de la projection du liquide.

Aucune injection faite par les mains de MM. Viollet ou Lubet-Barbon et par le procédé de M. Mendel *n'a paru donner de résultat* au point de vue de l'introduction du liquide dans la trachée, le malade ayant dégluti et les opérateurs n'ayant pas une expérience suffisante de cette pratique.

Conclusions — Il est possible de faire pénétrer par le procédé indirect préconisé par M. Mendel une certaine quantité de liquide dans les voies aériennes, cette quantité peut être notable sans qu'on puisse en préciser la quotité quand le malade ne déglutit pas ; *lorsqu'au contraire le malade déglutit*, cette quantité peut être ou *nulle* et tellement petite qu'on ne peut pas constater la coulée, ou bien être *réduite à quelques gouttes* venant dans le larynx par régurgitation du sinus piriformis.

Pour que ce procédé réussisse, il nous a paru nécessaire que la langue soit fortement tirée hors de la bouche, en arrière et en bas, de façon à rendre réelle la cavité du sinus piriformis, il nous a paru aussi nécessaire qu'aucun mouvement de déglutition ne se produise, ce mouvement envoyant le liquide dans l'œsophage et déterminant en même temps une occlusion de la glotte qui s'oppose à l'obtention du résultat cherché ; mais l'observation directe, même d'un seul fait positif, prouve qu'une injection d'huile poussée sur la paroi postérieure ou latérale du pharynx buccal, le plus près possible du sinus piriformis, pouvait, par son propre poids, passer de ce sinus dans la trachée en coulant le long des parois latérales du larynx.

C'est le seul point sur lequel nous ayons à nous expliquer, sans préjuger ni de la facilité de cette manœuvre, ni de ses résultats thérapeutiques.

Signé : LUBET-BARBON.
MENDEL.
VIOLLET.

M. MENDEL commente ainsi ce procès-verbal[1] :

« M. VIOLLET, auteur d'un mémoire, intitulé : *Peut-on pratiquer une injection trachéale sans introduire une canule dans le larynx ?,* avait conclu pour la négative, et pensait que, lors de l'injection par les procédés que nous préconisons, le liquide injecté était toujours dégluti par le patient.

» Avec une bonne foi parfaite, M. VIOLLET reconnut qu'il s'était trompé et signa avec le Dr LUBET-BARBON et nous-même le procès-verbal d'expérience. »

Ce commentaire de M. MENDEL tendrait à faire croire que son contradicteur, reconnaissant qu'il s'était trompé, acceptait le procédé indiqué ; il n'en est rien, et les conclusions tirées de ces expériences par M. le Dr VIOLLET sont tout autres que celles de M. MENDEL.

VIOLLET reconnaît qu'une *certaine quantité* du liquide injecté peut pénétrer dans le larynx, mais *à une condition indispensable : c'est que l'injection ne provoque pas chez le malade de réflexe de la déglutition ;* or, sur les trois malades en expérience, *très habitués aux manœuvres laryngées,* si quelques injections pratiquées par MENDEL donnèrent un résultat, *aucune* des injections pratiquées par VIOLLET et

<hr>

[1] MENDEL ; *in* Traitement de la tuberculose. Paris, Rudeval, 1904.

Lubet-Barbon ne réussit; toujours le mouvement de déglutition se produisit.

Si l'on songe que M. Viollet et Lubet-Barbon sont des laryngologistes de profession, on peut conclure que loin de simplifier la technique des injections intratrachéales et de pouvoir être mises entre les mains de tout médecin, voire même d'un infirmier, la méthode proposée ne donne quelque résultat que sur des *malades très exercés* et soignés par des *médecins également exercés.*

Ces conclusions ont été exposées par M. Viollet, en présence de Mendel, à la dernière session de la Société française de laryngologie, le 2 mai 1904, un mois et demi au moins avant l'apparition du livre de ce dernier [1].

D'autres expériences de contrôle ont été faites par Mendel en présence de laryngologistes. Ces expériences sont publiées dans le livre déjà cité, paru ces jours-ci. Le résultat est présenté sous forme de lettres.

Or, les lettres des Drs Ruault et Luc mentionnent que les expériences ont été faites *par l'auteur lui-même*, et sur des malades «très dociles et à pharynx tolérant [2]». Chez un (sur trois) des malades amenés chez le Dr Luc, « la pénétration ne fut que partielle. car le malade exécuta plusieurs mouvements de déglutition [3]».

Les lettres de Poyet, Bonnier, Boulay, ne mentionnent pas si les malades avaient été amenés par Mendel — cela est probable.

Nous croyons pouvoir tirer de ces expériences de contrôle

---

[1] Compte rendu *in* Revue hebd. de laryngologie du Dr Moure. 28 mai 1904, p. 652.

[2] Lettre de Ruault; *in* Mendel, *loc. cit.*

[3] Lettre de Luc ; *in* Mendel, *loc. cit.*

les mêmes conclusions que de celles faites en présence de
MM. Viollet et Lubet-Barbon.

*
* *

Enfin, nous avons nous-même procédé à des expériences
sur des malades qu'avait bien voulu nous confier M. le professeur Grasset.

Ces expériences ont été faites avec l'aide obligeante et
éclairée de M. le professeur Hédon, chef du service de laryngologie de l'Hôpital-Général (de Montpellier). Voici dans
quelles conditions nous avons opéré :

Après quelques essais *infructueux*, pratiqués sous le
contrôle du miroir, tant par M. le professeur Hédon que par
moi-même, nous avons pensé que l'introduction du miroir
laryngoscopique pouvait peut-être gêner notre manœuvre.
J'imaginai alors le procédé de contrôle suivant : Plaçant un
phonendoscope de Bianchi dans la fosse sous-claviculaire
droite, immédiatement au-dessous de la clavicule, chez un
malade dont le sommet droit était indemne de tuberculose,
j'écoutai les bruits normaux de la respiration.

Si, chez le même patient, on fait, sous le contrôle du miroir
et par cathétérisme du larynx, une injection intratrachéale,
à l'auscultation pratiquée presque immédiatement, on entend
un bruit très net de gargouillements, ou, pour parler plus
exactement, de gros râles humides, causé par la présence
du liquide dans la trachée. Ce bruit ne cesse de se faire
entendre qu'au bout d'une ou deux minutes ; il est d'autant
plus net que le malade respire plus naturellement et sans
effort.

Chez les cinq malades sur lesquels portèrent nos expériences, nous entendîmes, chaque fois, nettement ce gar-
gouillement. Lorsque nous fûmes bien familiarisé avec ces

bruits d'auscultation, nous demandâmes à M. le professeur Hédon de vouloir bien procéder lui-même à des injections suivant la technique de Mendel. Ces expériences furent faites pendant six séances consécutives sur trois ou quatre malades à chaque séance.

Nous n'entendîmes qu'une seule fois, et encore d'une façon légère, le bruit de râle caractéristique. Dans toutes nos expériences, sauf une, le liquide n'avait donc pas pénétré dans la trachée.

Nous avons noté plus spécialement deux observations présentant des particularités intéressantes :

Première observation. — Léon Fr..., 40 ans. M. le professeur Hédon pratique l'injection suivant la méthode de Mendel, après avoir recommandé au patient de ne pas déglutir. Le malade suit fidèlement la recommandation, mais après une demi-minute environ d'attente demande : « *Faut-il avaler* » — « Non, crachez». — La presque totalité du liquide fut recrachée.

Cette constatation prouve, croyons-nous, d'une façon éclatante que, contrairement à l'assertion de Mendel, et alors même qu'il ne se produit pas de déglutition, le larynx ne fonctionne pas comme un « entonnoir » dans lequel tombe tout liquide contenu dans l'arrière-gorge, puisque un malade peut parler en conservant le liquide injecté dans cette cavité.

Deuxième observation. — Vit... Joseph, 23 ans. Injection intratrachéale suivant la méthode de Mendel. Solution employée : huile eucalyptolée à 1/200. Malgré la recommandation qui lui avait été faite, le malade, pourtant fort intelligent et très habitué aux manœuvres laryngiennes, déglutit. Il est pris de nausées pendant plus d'une demi-heure, et ressent pendant quatre ou cinq heures un goût d'huile dans la bouche avec renvois, « comme s'il avait avalé de l'huile de foie de morue ». Il est juste de dire qu'au moment où a été pratiquée cette injection, la température, dans le pays, commençait à être assez élevée. Le même malade avait déjà reçu plusieurs fois l'injection sous le contrôle du miroir sans éprouver le moindre malaise.

Nous avons observé chez deux autres malades, quoique à un moindre degré, les mêmes accidents.

La présence d'une couche d'huile dans l'arrière-gorge y restant pendant un certain temps, de l'avis même. de MENDEL, ne me paraît pas être un des moindres inconvénients de sa méthode, surtout pendant les chaleurs.

*
* *

Que conclure de tout ceci ?

Nous croyons pouvoir affirmer que la méthode proposée par MENDEL n'est pas si facilement accessible *à tous les praticiens* qu'il veut bien le dire ; d'autre part, elle n'est pas fidèle.

Ces conclusions me paraissent s'imposer par ce fait que, chez plusieurs malades *choisis par lui* et traités par lui, MENDEL a *lui-même* manqué, à plusieurs reprises, son injection ; et que, *chaque fois qu'elle a été essayée* en sa présence, dans des expériences de contrôle *par d'autres* que lui, même par des laryngologistes distingués, *elle a presque toujours fatalement échoué.*

D'autre part, la quantité de liquide introduite dans la trachée, même par la main de l'auteur, ne peut être exactement déterminée ; pour que cette quantité soit appréciable, il faut que le malade ne déglutisse pas, ce qui exige déjà un malade très exercé.

Pour toutes ces raisons, nous croyons que, pour le moment, la seule technique à employer dans la pratique des injections intratrachéales est le cathétérisme du larynx pratiqué sous le contrôle du miroir.

IV

Injection par la méthode du Dr Coromilas (d'Athènes)

C'est plutôt à titre de curiosité que nous signalerons le procédé du docteur CoromiLas [1].

L'auteur, craignant que pendant une injection intratrachéale ne se produisît un spasme de la glotte, avait inventé une seringue qu'il appelait « seringue injecto-respiratoire » et dont la particularité résidait surtout en la canule. Cette canule « respiratoire » était percée à la base de trois trous permettant au malade de respirer pendant l'injection du liquide.

Ce perfectionnement, pourtant déjà important, ne contentait pas encore le docteur CoromiLas :

« L'expérience de ces dernières années m'a appris, dit-il, que cette seringue me donne tous les résultats favorables que je m'étais proposé d'obtenir jusqu'à un âge de 20 à 25 ans ; mais elle ne les donne pas à un âge plus avancé, car le médecin opérant est obligé, durant tout le temps d'instillation, de tenir sur l'épiglotte l'index de la main gauche, ce qui est impossible pour ceux qui n'ont pas les doigts longs. L'épiglotte s'échappant, le bout inférieur de la seringue sera déplacé et le liquide introduit dans l'œsophage, au lieu de passer dans la trachée.

[1] CoromiLas ; Congrès Paris 1900, page 430.

» C'est pourquoi j'ai eu l'idée de faire faire une autre seringue au moyen de laquelle nous pourrons éviter tous ces inconvénients.

» La voici :

» Deuxième seringue : cette seringue est construite sur le modèle de l'appareil à tubage, elle se compose de trois canules de différentes longueur et grandeur ; chacune de ces canules a un pavillon aux bords émoussés, de la forme d'un entonnoir et d'une coupe ovoïde.

» Les mandrins se montent comme dans l'appareil à tubage, ainsi que l'expulseur des canules.

» Une fois la canule introduite dans la trachée, nous n'avons qu'à faire les instillations avec n'importe quelle autre seringue un peu courbe, ayant abaissé la langue du malade, soit avec un abaisse-langue, soit avec l'extrémité d'une cuillère.»

Le procédé proposé, on le voit, est assez simple ; c'est celui employé par toutes les ménagères pour remplir une lampe dont le col est étroit. On met un entonnoir dans ce col, et on verse le liquide à brûler dans cet entonnoir.

Est-ce beaucoup plus pratique que de faire le cathétérisme du larynx sous le contrôle du miroir laryngoscopique? Nous laissons le lecteur en juger lui-même.

A la rigueur, ce procédé pourrait cependant servir: ce serait au cas où l'on désirerait introduire dans la trachée une grande quantité de liquide; la méthode serait moins cruelle pour le malade que celle indiquée par Jean DELOR (piqûre de la trachée); mais nous avons déjà dit que nous croyons inutile l'emploi de grandes quantités de liquide : l'injection n'ayant pas le temps d'agir localement si l'on choisit l'eau pour excipient, et pouvant être dangereuse si l'on choisissait l'huile.

Pour toutes ces raisons, nous ne croyons pas à l'utilité du procédé du docteur Coromilas.

EN RÉSUMÉ

Nous croyons que de toutes les méthodes proposées pour la pratique des injections intratrachéales : piqûre de la trachée, cathétérisme du larynx, procédé de Mendel, procédé de Coromilas, il n'en est qu'une seule qui remplisse actuellement toutes les conditions de sûreté, de facilité et d'innocuité que l'on est en droit d'exiger d'une opération médicale ; c'est *le cathétérisme du larynx sous le contrôle du miroir laryngoscopique.*

Cette méthode demande un certain exercice de la part du médecin qui la pratique, mais les difficultés d'apprentissage sont faciles à vaincre, et cet apprentissage ne pourra que rendre service au médecin qui sera ensuite capable d'examiner consciencieusement un larynx — opération qui, on l'avouera, devrait être connue de tous les praticiens.

CHAPITRE III

DES DIVERSES SUBSTANCES EMPLOYÉES
RÉSULTATS CLINIQUES

Nous voudrions, dans ce chapitre, passer en revue les diverses substances qui ont été proposées par les auteurs, et indiquer, sans parti-pris, les résultats qu'ils en ont obtenus.

La médication intratrachéale, dans le traitement des maladies du poumon, et en particulier dans la tuberculose pulmonaire, est une méthode trop nouvelle pour ne pas laisser un vaste champ de recherches aux praticiens qui voudront s'en occuper.

Pour qu'une substance puisse être employée sans danger sur l'homme, il faut qu'elle ait été d'abord essayée sur les animaux : cobayes, lapins, chiens, etc., et que l'autopsie de ces diverses bêtes ait démontré que la muqueuse pulmonaire a été respectée par le médicament proposé, qui ne jouit, à son égard, d'aucune propriété destructive.

*
* *

Sans vouloir rien préjuger, nous croyons que le choix devra principalement se porter sur les substances qui jouissent de la propriété de s'éliminer par la muqueuse pulmonaire ; il vaudra mieux aussi que cette substance émette, à la température du milieu humain, des principes volatils.

En effet, de la sorte, on réalisera une médication locale puissante, puisque le médicament agira à la fois par inhalation locale intense, et par élimination au niveau de la muqueuse, qui sera ainsi baignée intus et intra de la substance médicamenteuse.

*
* *

Nous avons déjà parlé (page 16) du choix de l'excipient à employer, et nous avons démontré, avec expériences à l'appui, que, de toutes les substances étudiées : eau, huile d'olive, huile de vaseline, glycérine, c'est l'huile d'olive qui réalise le mieux les *desiderata* que l'on a le droit d'exiger d'un excipient ; elle est inoffensive, s'élimine lentement, mais sûrement, sans causer d'infarctus, ni d'inflammations. En outre, il n'est pas sans avantage, pour un tuberculeux, d'introduire dans son organisme, à l'état de parfaite division, une réserve de substance graisseuse : l'huile d'olive assimilée ne peut, par elle-même, que servir à maintenir les forces du malade et à éviter son amaigrissement.

L'eau, nous l'avons vu, est trop rapidement absorbée, et ne permet pas un contact suffisamment prolongé avec la muqueuse pulmonaire.

L'huile de vaseline et la glycérine sont susceptibles d'irriter le poumon et de causer des hémorragies ; en outre, la première ne s'élimine pas et oblitère les bronchioles dans lesquelles elle est introduite.

A quelle température doit être le liquide que l'on veut injecter ? — Richet [1] a fait des expériences sur des chiens à ce sujet, en collaboration avec Héricourt.

[1] Richet ; C. R. Soc. de biolog., Paris, 1897. 10e série, tom. VI, p. 765.

Sur un chien de 10 kilogr., il injecte de l'eau à des températures de 55°, 58° et même 60°. Cette eau était injectée à des doses de 150 à 200 centimètres cubes. Il conclut, de ses expériences, qu'il vaut mieux ne pas dépasser 60°; cependant des injections faites à 65° ne produisent presque pas de symptômes désagréables.

En pratique, le liquide à injecter doit être à une température moyenne : 35° à 38°. Il n'y aurait aucun inconvénient à ce qu'il ne soit pas réchauffé; malgré cela, l'injection est mieux supportée, la quinte de toux plus rare lorsqu'on opère à la température du corps.

Substances caustiques. — Divers auteurs ont essayé l'emploi de substances caustiques dans le traitement des maladies du poumon, par la méthode intratrachéale.

GREEN (de New-York)[1], le premier, injectait une solution de nitrate d'argent à 6 %.

Il traita de cette manière 32 malades, dont plusieurs porteurs de cavernes, et prétendit avoir obtenu des résultats encourageants.

BENNETT[2], à la suite des travaux de Green, employa la même solution.

GRIESINGER[3], toujours sous la même instigation, fit de même.

Nous ne croyons pas que l'on doive continuer à étudier l'emploi des caustiques dans le traitement local des maladies pulmonaires, car, sans nier que les auteurs cités aient pu

---

[1] GREEN ; Gaz. hebd. méd. et chir., nov. 1855, p. 853.

[2] Édimbourg, M. J., 1857, tom. III, pag. 389-391.

[3] Deuts. klin., Berlin, 1858, tom. X, pag. 151, 285.

obtenir quelques résultats, on reconnaîtra que le procédé est aveugle : Il est impossible d'aller cautériser, *à coup sûr*, une lésion intra-pulmonaire : d'une part, à cause de l'incertitude où l'on est du siège de cette lésion, et, d'autre part, à cause de l'impossibilité où l'on se trouverait, si l'on connaissait ce siège, pour aller l'atteindre exactement avec le liquide médicamenteux.

A un autre point de vue, nous avons montré (p. 11), par des expériences faites avec une solution de bichromate de potasse, que la substance caustique peut être absorbée avec une telle rapidité par la muqueuse pulmonaire qu'elle passe dans la circulation sanguine avant d'avoir eu le temps d'exercer une action locale sur la muqueuse. Une expérience de Botey, faite à l'aide d'une solution de nitrate d'argent, est, elle aussi, assez démonstrative à cet égard.

Il y a peut-être là l'explication de l'innocuité des solutions à 6 °/₀ de nitrate d'argent employées par Green, solutions dont le titre paraît très élevé si l'on songe à la fragilité de la muqueuse au contact de laquelle elles sont portées:

EXPÉRIENCE. — Sur un lapin, dit Botey [1], nous injectâmes, par piqûre de la trachée, avec une seringue de Pravaz, un demi-gramme d'une solution de nitrate d'argent à 1/2 °/₀ en tâchant, plus que jamais, que le liquide tombât goutte à goutte dans l'intérieur du petit tube trachéal. L'animal éprouvait pendant quelques minutes un peu d'anxiété, mais bientôt, au bout de deux heures, il se trouvait comme si de rien n'était. Je le sacrifie par section du bulbe au bout de quarante heures.

» Rien dans les poumons; les bronches et les trachées ont seulement quelques taches et traînées çà et là d'une couleur blanc sale, et l'épithélium paraît, à la loupe, quelque peu détaché en quelques endroits .»

[1] BOTEY ; Ann. des mal. de l'oreille, du larynx, etc. Paris, 1890, t. XVI, p.550.

Si l'on considère que le liquide avait certainement pénétré jusqu'au poumon, ces résultats s'expliquent par ce fait que la muqueuse du poumon absorbe plus rapidement que celle de la trachée et des bronches les liquides déposés à son contact. La trachée et les bronches ont eu le temps d'être lésées ; le poumon ne l'a pas eu. Pour pouvoir, néanmoins, tirer de telles conclusions, il est indispensable de rapprocher cette expérience de celles citées plus haut (p. 11).

Menthol. — Après les travaux de GREEN, qui eut peu d'imitateurs, la médication intratrachéale fut abandonnée pendant une trentaine d'années pour n'être reprise qu'en 1888 par BEEHAG.

BEEHAG employait une solution de *menthol* dans l'huile d'olive titrée à 20 °/₀. Il n'injectait à chaque séance que quinze gouttes de cette solution. L'opération se faisait par cathétérisme du larynx sous contrôle du miroir laryngien. Ces injections étaient faites chaque jour, pendant 2 ou 3 mois, chez des tuberculeux.

La dose de quinze gouttes peut nous paraître minime, et nous pourrions nous demander pourquoi il n'a pas employé une solution plus étendue en injectant une plus forte dose. L'explication du fait est bien simple : BEEHAG paraît ignorer les expériences démontrant la tolérance du poumon pour les liquides introduits dans sa cavité, car dans un travail très complet [1] qu'il publie sur sa méthode, il ne fait nulle part allusion à ces expériences.

Il avait choisi le menthol en raison des travaux de ROSEN-BERG sur cette substance [2]. Ce dernier, par des expériences *in vitro*, avait, en effet, essayé de prouver son action destructrice sur le microbe de la tuberculose, en soumettant des

[1] BEEHAG ; Ann. des mal. de l'oreille, du larynx, de Paris, 1888, n° 30, p. 485.
[2] ROSENBERG ; Berliner klinische Wochenschrift, 1887, n° 26.

cultures pures de ce microorganisme à l'action du mentho sous forme gazeuse.

« Après chaque injection, dit Beehag [1], il est bon que le malade pratique des aspirations profondes au moyen desquelles le refroidissement et l'effet anesthésique produits par le menthol sont augmentés. »

Il ne résulte, d'après lui, aucun inconvénient de ces injections :

« Le malade éprouve tout d'abord une légère sensation de brûlure dans le larynx et la trachée [2], bientôt remplacée par une agréable froideur ; au bout de quelques minutes, il ressent dans toute la poitrine une sensation de chaleur, due à ce que la substance qui nous occupe se fraye une route dans les poumons. »

» Les crachats perdent graduellement leur aspect nummulaire, deviennent de moins en moins purulents et disparaissent finalement. Il se produit une diminution marquée de la toux, et la voix devient meilleure. Les sueurs nocturnes diminuent, le poids augmente et l'économie, en général, présente de l'amélioration.

« Rosenberg rapporte le cas très intéressant d'un malade, atteint à la fois de phtisie pulmonaire et de phtisie laryngée, qu'il avait traité au moyen du menthol. Le processus morbide fut éliminé dans une si large mesure en cette circonstance que le malade put subir un examen d'assurance sur la vie. »

⁂

L'emploi du menthol en injections intratrachéales fut aussi mis en pratique par Byrom Bromwell [3] à Edimbourg.

---

[1] Beehag ; *loc. cit.*

[2] En raison du degré de concentration de la solution, degré dont nous avons expliqué la cause.

[3] Byrom-Bromwell ; Etudies in Clinical Medecine. Edimbourg, 1889.

C'est là que le Dr Feré[1], médecin de Bicêtre, en connut
l'usage et l'importa en France.

Feré se servait d'une solution à 10 °/₀ dans l'huile d'olive,
dont il injectait 2 à 4 cc. par jour en deux séances.

*
* *

Jay[2] publie, dans sa thèse, des observations recueillies
dans le service de Rendu. Il emploie une solution de menthol à 5 °/₀ seulement, dans l'huile d'olive, à la dose de
6 cc. par jour. Avec ce titre, quatre fois moins fort que celui
de la solution de Beehag, on n'observe, dit-il, que très rarement une sensation de brûlure dans la trachée.

Les résultats obtenus sont satisfaisants, comme on pourra
en juger à la lecture des deux observations suivantes que
nous lui empruntons :

Observation première.— D..., domestique, âgée de 23 ans, entrée
à l'hôpital Necker le 19 mars 1894.

La malade entre à l'hôpital parce qu'elle tousse. Les antécédents
héréditaires sont bons; comme antécédents personnels, elle n'a
jamais été malade, mais elle tousse depuis deux ans. Cette toux a
été toujours en augmentant ; l'expectoration était assez modérée ;
transpirations nocturnes et point douloureux thoracique. Elle ne
faisait pas grande attention à ces symptômes, lorsque, il y a quinze
jours, elle fut prise presque subitement de céphalalgie et de courbature générale ; en même temps, la toux augmentait et l'expectoration devenait très abondante.

Etat actuel. — Le mal de tête a, à peu près, disparu, ainsi que la
courbature; mais il reste une très grande faiblesse, une anorexie
complète, un amaigrissement notable ; la malade continue à être
bien réglée.

Examen du poumon. — A la percussion, submatité aux deux
sommets. A l'auscultation : aux deux sommets, craquements et
râles sous-crépitants, expiration prolongée et soufflante. On fait à

[1] Bossu : Thèse de Paris, 1889.
[2] Thèse — Paris, 1894.

la malade une injection d'huile mentholée tous les matins (de plus, arséniate de soude et julep diacode.)

23 mars. — L'état général est meilleur ; un peu plus de forces ; toux moins fréquente ; expectoration diminuée.

29. La malade sort de l'hôpital. Elle va beaucoup mieux, a engraissé. Elle ne tousse presque pas, ne crache plus. On n'entend plus à l'auscultation que l'expiration prolongée et soufflante, le craquement et les râles ont disparu.

Observation II. — Z..., jeune homme âgé de 23 ans, maréchal-ferrant, venu le 9 mai à la consultation. Il tousse et crache beaucoup ; l'expectoration est jaunâtre, épaisse, et renferme des bacilles en grand nombre.

Le malade tousse depuis sept semaines et a eu, il y a trois mois, une hémoptysie assez sérieuse. Il a perdu 4 kilogr. de son poids ; il est sujet aux sueurs nocturnes ; il a été obligé d'interrompre tout travail. Son appétit est mauvais. Il n'a pas d'antécédents héréditaires. Les signes physiques sont très marqués. Matité très considérable à la partie postérieure du sommet droit, râles et craquements, résonance vocale augmentée. Quelques craquements au sommet gauche en arrière.

1er juin. — Le malade paraît beaucoup mieux, son aspect général est meilleur. Pendant les dix premiers jours de traitement, il a gagné en poids 1 kilogr. 1/2. Pendant cette dernière semaine, même poids. Le malade tousse et crache moins, l'appétit est revenu, plus de sueurs nocturnes.

Créosote. — Les injections intratrachéales de créosote ont été étudiées d'une façon très complète par Louis Dor [1], dans le service de Garel à Lyon.

Dor se sert de la solution suivante :

    Huile d'olive stérilisée........ 50 grammes
    Créosote pure.............. 2 gr. 50

Il employait des doses de 0 gr. 50 à 2 grammes par injection.

[1] Dor ; Rev. de médecine, Paris 1889-90, t. IX, p. 881.

Nous devons dire, pour être complet, que la faiblesse de la quantité de liquide injectée était peut-être due à la contenance de la seringue, qui n'était que de deux centim. cubes.

Nous avons déjà parlé, avec détail, de son procédé d'injection (cathétérisme sous le contrôle du miroir). Au point de vue clinique, voici le résumé des faits observés [1] :

Sur 20 cas, il obtint :

> 2 guérisons apparentes,
> 5 améliorations notables,
> 8 améliorations légères,
> 2 états stationnaires,
> 3 aggravations.

Les phénomènes observés furent : une augmentation du poids, diminution de l'expectoration, disparition des douleurs intercostales, disparition de la toux. Il est à noter que les malades qui ont des cavernes supportent moins bien l'huile créosotée que ceux qui n'en ont pas. Voici une observation, très caractéristique, que nous extrayons de son travail :

OBSERVATION. — L... Pierre, 23 ans, jardinier, né à Lyon. Entré le 1ᵉʳ mai 1889, salle Saint-Pothin, n° 21.

Père disparu, mère vivante ; tousse tous les hivers. Le malade s'est enrhumé au mois de novembre 1888 ; depuis ce moment, il a continuellement une toux sèche, quinteuse ; peu d'expectoration ; jamais d'hémoptysie. Sueurs nocturnes peu abondantes ; état général médiocre, teint pâle ; peu d'amaigrissement, mais grande faiblesse. Appétit diminué, diarrhée fréquente, points de côté. Rien au larynx, rien au cœur, pas d'albumine.

Auscultation. — Sommet droit : en arrière, submatité, craquements humides, surtout après la toux ; en avant, tympanisme, craquements humides. — Sommet gauche : en arrière, sonorité et

---

[1] DOR ; *loc. cit.*

respiration normales ; en avant, tympanisme et obscurité de la respiration. — Poids du corps : 5o kilogr. Expectoration : 5o grammes.

On soumet le malade aux injections d huile créosotée à 1/2o, une injection de 20 centimètres cubes tous les jours ; l'injection provoque, au début, des accès de toux duı ant un quart d'heure ; mais, au bout de huit jours, le malade s'habitue et tousse beaucoup moins ; il a eu aussi deux fois des vomissements parce qu'il venait de manger. On recommande au malade de se coucher après les injections, et d'avoir la tête très basse.

1ᵉʳ juin. — Le malade tousse moins que lorsqu'il est entré ; il est beaucoup moins fatigué par sa toux. parce que les quintes ont disparu. La toux est moins sèche, et l'expectoration se fait plus facilement ; au début, elle a augmenté un peu, actuellement, elle diminue (3o grammes) ; l'état général s'est un peu amélioré, le malade est moins pâle, mais il ne paraît pas avoir engraissé. Les signes stéthoscopiques sont peu modifiés.

28 juillet. — Grande amélioration, le malade passe souvent 24 heures sans tousser ; il ne crache presque plus. A l'auscultation, il y a encore, au sommet droit, quelques petits craquements très fins, perceptibles surtout après la toux. Au sommet gauche, la respiration est assez pure ; on n'entend aucun bruit anormal. Le malade pèse 5ı kilogr. Se sentant capable de reprendre son travail, il demande à s'en aller.

La durée du traitement a été de 87 jours, le résultat est encore ici très satisfaisant ; quantité totale de créosote injectée, 4 gr. 3.

Gaïacol. — Le gaïacol a été employé par FAIVRE, RIVIÈRE et VINCENT (de Lyon), Jean DELOR en France, et par THORPE en Angleterre.

Tous ces auteurs sont d'accord pour reconnaître que l'emploi de ce médicament amène, chez les malades. une diminution de l'expectoration et de la toux, la disparition des douleurs intercostales, et un retour des forces et de l'appétit.

*
* *

FAIVRE[1], commentant les résultats qu'il a obtenus, dit

---

[1] FAIVRE ; Poitou médical, 1900, t. XV, p. 57.

avec juste raison : « C'est trop de croire que les injections intratrachéales guérissent la tuberculose ; mais il est évident qu'elles sont efficaces contre la toux et qu'elles comptent parmi les moyens les plus logiques de traitement local en raison de leur action désinfectante, décongestionnante et sédative. Les réduirait-on à une médication de symptômes, qu'elles ne seraient certes pas à dédaigner dans le cas particulier.

*
* *

THORPE[1] déclare avoir usé de la méthode des injections intratrachéales au grand bénéfice de ses patients. Dans un casde commencement de tuberculose pulmonaire, les bacilles ont disparu des crachats, la température est revenue à la normale, et le patient augmenta de poids. Finalement, après 160 jours de traitement, guérison apparente : le malade put reprendre son travail.

*
* *

RIVIÈRE et VINCENT[2] divisent leurs malades en trois catégories : malades d'hôpital, clientèle riche, clientèle de clinique. Les résultats obtenus varient avec chaque catégorie :

1° *Malades d'hôpital.* — Après les quelques jours de répit et d'amélioration qu'accorde tout tuberculeux chez qui on tente une médication nouvelle, la maladie, pour le plus grand nombre, reprenait son cours. Cependant quelques-uns s'en trouvaient bien.

2° *Clientèle riche.* — Deux malades seulement ont été soignés par la méthode : deux résultats *superbes*. Il est juste de dire que ces malades purent maintenir leur état général en

<hr>

[1] THORPE ; Brit. M. J. London, 1903, t. I, p. 545.
[2] RIVIÈRE et VINCENT ; Méd. mod. Paris, 9 janv. 1901, t. XII, p. 9.

bonne situation sans avoir besoin de limiter leurs dépenses, et complétèrent la méthode intratrachéale par des soins hygiéniques, de la suralimentation, etc.

3° *Clientèle de clinique.* — Résultats satisfaisants : sédation très marquée des phénomènes douloureux, spontanés (points de côtés) ou accompagnant la toux. Celle-ci est calmée, et l'expectoration, plus facile, devient moins abondante. Les malades reprennent de l'appétit, du poids et de l'espoir ; ils semblent en bonne voie de guérison. De nombreux cas peuvent être considérés comme guéris ; mais il s'agit de tuberculeux injectés dès les débuts.

*
* *

Jean Delor [1] préconise l'emploi de l'huile d'olive au phosphate de gaïacol à 1/20, auquel il adjoint un peu d'une solution faible d'orthoforme. Ce dernier étant peu soluble, il faut agiter la solution au moment de s'en servir.

Il a obtenu des résultats satisfaisants de cette solution, et publie plusieurs observations personnelles recueillies dans le service de Hayem. Nous extrayons la suivante.

Observation. — Le nommé Ch..., âgé de 28 ans, exerçant la profession de tonnelier, entre à l'hôpital Saint-Antoine, salle Bazin, n° 18 *bis*, le 13 juin 1901.

Rien de particulier dans les antécédents de ce malade. Pas de syphilis, pas d'alcoolisme net. C'est un homme bien constitué qui entre pour des douleurs intercostales, et surtout pour une toux opiniâtre qui le fatigue.

L'examen du malade permet de constater que son tube digestif, son appareil circulatoire, sont sains. Il a une laryngite chronique et parle difficilement. Le matin surtout, il est très enroué. Depuis quelques mois, il a maigri beaucoup.

Légère submatité dans la fosse sus-épineuse droite. V. T. normales ; en arrière et à gauche : submatité dans la fosse sus-épi-

[1] Jean Delor ; Thèse de Paris, 1901.

neuse. Auscultation : en avant et à droite, diminution du murmure vésiculaire, respiration soufflante ; en avant et à gauche, respiration normale ; en arrière et à droite, respiration rude ; en arrière et à gauche, légers craquements perceptibles, après avoir fait tousser le malade ; expectoration abondante.

On soumet le malade aux injections intratrachéales d'huile au phosphite de gaïacol à 1,20. Il les supporte très bien, pas ou peu de réflexes. On lui fait une injection de 10 cent. cubes tous les deux jours. Sous l'influence de ce traitement, son expectoration a beaucoup diminué, les douleurs intercostales ont cessé. Son appétit est revenu, il augmente progressivement de poids, 112, 114, 116.

Devant ces bons résultats, le malade demande lui-même ses injections. Au milieu de juillet, il quitte l'hôpital pour reprendre son travail ; obligé d'aller à la campagne où il avait des parents, le malade, malgré sa promesse, n'est pas revenu nous voir avant le mois d'août. Mais à notre retour des vacances, au début d'octobre, il est venu nous demander de lui faire des injections.

A ce moment, son état est sensiblement le même qu'à la fin juillet. Cependant il expectore un peu plus. Au point de vue stéthoscopique, les signes sont restés les mêmes. Nous avons repris une série d'injections, mais le malade n'ayant pas voulu se faire hospitaliser de nouveau, nous n'avons pu le faire que pendant une huitaine de jours et nous l'avons ensuite perdu de vue.

Huiles essentielles. — MENDEL, dans un article publié en 1899 [1], a fait une étude assez complète des huiles essentielles.

Les essences, dit-il, sont bactéricides à un haut degré. FRIEDENREICH l'a prouvé en plaçant une culture de bacilles tuberculeux dans un bocal, au fond duquel se trouvaient quelques gouttes d'essence. Il remarqua que la culture se mourait ou ne se développait pas. Cet auteur affirme le pouvoir bactéricide pour dix essences : essence de cannelle, de wintergreen, de romarin, de menthe, d'origon, de thym, de géranium, de lavande, d'angélique, d'eucalyptus.

[1] MENDEL; Presse médicale. Paris, 23 août 1899, t. VII, p. 105.

Mendel choisit le thym, l'eucalyptus, la cannelle, auxquels il ajoute : gaïacol, iodoforme, menthol, bromoforme.

Après essais sur des chiens, pratiqués au laboratoire du professeur Dastre, il s'arrête aux doses suivantes :

Pour 100 cent. cubes d'huile d'olive stérilisée :

Essence de thym	5 grammes
Essence d'eucalyptus	5 grammes
Essence de cannelle	5 grammes
Iodoforme	5 grammes
Gaïacol	2 gr. 50
Menthol	2 gr. 50
Bromoforme	0 gr. 05

La tolérance est variable suivant les sujets, aussi l'auteur recommande-t-il de commencer par des doses plus faibles pour augmenter graduellement.

Au point de vue des résultats cliniques, Mendel a noté :

a) *Chez les tuberculeux au premier degré* : Retour de l'appétit et des forces, cessation ou diminution de la toux et de l'expectoration ; augmentation du poids.

b) *au 2e degré.* — Mêmes phénomènes ; mais, en plus, on remarque la diminution des râles.

c) *au 3e degré* — La toux et l'expectoration ont diminué de plus des 2/3.

Dans ces derniers temps, Mendel ne fait plus usage que d'une seule formule :

Huile d'olive	100 grammes
Eucalyptol	5 —

Hobbs (J.) a, lui aussi, essayé l'emploi des huiles essentielles [1]. Il se sert de la formule suivante, qu'il a empruntée à Mendel :

Essence d'eucalyptus . . . . ⎫
— de thym . . . . ⎬ ââ 5 grammes.
— de cannelle . . . . ⎭
Menthol . . . . 2 grammes.
Huile d'olive stérilisée . . . . Q. S. pour 100^{cc}.

Dans les premiers temps, il injectait 8 à 10 centimètres cubes, mais observait quelques efforts de toux, ou au moins de l'anxiété ; la dose de 5 à 6 centimètres cubes est, au contraire, très facilement supportée.

Il pratiquait surtout dans une clientèle de miséreux, et note une diminution de la toux et de l'expectoration ; le nombre des microbes accessoires diminue considérablement ; les crachats verdâtres disparaissent et sont remplacés par une expectoration blanchâtre non fétide. Chez quelques malades, la fièvre tombe, l'appétit se relève, le poids augmente, mais la tuberculose continue sa marche en avant.

Il s'agit là, nous l'avons dit, de résultats obtenus chez des miséreux ; chez les riches, ils sont encore meilleurs :

« Un malade soigné en ville, dit Hobbs, ayant une hygiène meilleure, a vu, au contraire, son état constamment et progressivement s'améliorer, la fièvre tomber, le poids augmenter. La maladie reste actuellement stationnaire, le malade avait pu reprendre ses occupations habituelles, et dès qu'il semble faire une nouvelle poussée, une série de 8 ou 10 injections fait tout rentrer dans l'ordre. »

Orthoforme. — L'orthoforme a été préconisé en injections intratrachéales par Garnault [2], qui emploie cette

[1] Hobbs ; C. R. du XIII° Congrès intern. de médecine, Paris, 1900.
[2] Garnault ; Méd. Mod., 20 février 1901, pag. 58.

méthode concurremment avec l'alimentation par la viande crue, proposée par RICHET et HÉRICOURT non pas à titre d'aliment, mais comme spécifique contre la tuberculose.

Ces auteurs ont, en effet, montré, par des expériences faites sur des chiens tuberculeux, que la viande crue a une action *immunisante* due au *plasma,* action grâce à laquelle l'intoxication tuberculeuse se trouve arrêtée. L'alimentation par la viande crue n'empêche pas le développement de la tuberculose, mais elle le ralentit considérablement, et enlève à la tuberculose son caractère de rapide intoxication infectieuse.

Les chiens infectés de tuberculose expérimentale, abandonnés à eux-mêmes, meurent sans exception ; les chiens nourris avec de la viande crue ne meurent presque jamais, et le traitement permet de les conserver pendant des années.

Voici l'observation publiée par GARNAULT :

OBSERVATION I. — M. V..., 45 ans, taille 1^m59. Petit, mais avant sa maladie très vigoureux, exerce avec talent la profession de premier danseur dans un théâtre de Paris. Pas d'antécédents héréditaires. A pesé jusqu'à 140 livres ; depuis l'âge de 40 ans, en pesait 136 ; a commencé à maigrir et a craché du sang dès juin 1889 ; en avril 1900, a été arrêté pendant 4 jours. Sa voix a commencé à se voiler en juin dernier ; il revint extrêmement déprimé de province où, pendant une représentation en plein air, il fut mouillé par un terrible orage. Dans le cours de septembre, le malade perdit connaissance dans les coulisses après avoir dansé en scène, et depuis ne reparut plus à son théâtre.

Lorsque j'examinai le malade, le 13 octobre, l'état de faiblesse et de consomption était très avancé. Le malade avait craché du sang à plusieurs reprises, la toux était continuelle, les crachats très abondants, l'amaigrissement extrême et l'aspect du visage effrayant.

L'examen des crachats, fait par le docteur FANKEL, montre des crachats très épais, purulents, verdâtres, sans odeur ; bacilles de Koch : 51.590 par demi-goutte de crachat, plus de deux millions par centimètre cube; microcoques tétragènes en petit nombre; ni staphylocoques, ni streptocoques.

A l'auscultation j'observai : matité, exagération des vibrations vocales, craquements secs dans les deux sommets, en certains points craquements humides et râles cavernuleux. Le larynx est très pâle, très anémié ; infiltration des cordes vocales non ulcérées, papilles dans la région inter-aryténoïdienne.

Le malade est tellement faible et amaigri, que sa survie paraît limitée à quelques jours, au plus à quelques semaines. Il s'en rend compte aussi bien que son entourage, complètement démoralisé. Le cas paraissait si grave et la chute dans les deux derniers mois avait été si rapide, que j'hésitais à me charger du traitement. J'ordonnai de pratiquer un vasistas mobile à la fenêtre du malade, d'absorber le suc d'un kilogramme de viande, pressée et ayant macéré dans un litre d'eau à la proportion que j'ai indiquée, et d'ingérer journellement 200 grammes de viande pulpée, roulée en boulettes dans du sucre.

Le vasistas ne fut pratiqué que le 1er novembre. Dans les premiers jours, le malade, désespéré, suivit fort irrégulièrement son régime. Mais l'appétit revenant le 23 octobre, il prit dans son jus de viande, 400 grammes de pulpe et augmenta bientôt jusqu'à 600.

Il compléta son alimentation avec deux verres de képhyr, deux œufs et quelques légères tartines de beurre.

Dès le 25 octobre, j'instituai journellement des injections intra-trachéales avec la seringue à canule laryngienne recourbée de Beehag.

Huile d'olive	100 gr.
Menthol	3 gr.
Ch. de cocaïne	0 gr. 50
Orthoforme	2 gr. 50

Les injections journalières étaient de 6 grammes. L'orthoforme étant peu soluble, la solution doit être au préalable fortement agitée.

La première semaine, le poids était de 60 kilogrammes ; la deuxième semaine, pendant laquelle le malade était découragé et suivit irrégulièrement son traitement, il tomba à 59 kil. ; la troisième, il remonta à 60 kil.; la quatrième, à 61 kil.; la cinquième, à 61 kil. 750; la sixième, à 63 kil.; la septième, à 62 kil.; et arriva à la douzième à peser 66 kil. 500. En même temps que se produisait cet accroissement si extraordinairement rapide du poids, les transpirations, d'abord très fortes, diminuèrent et disparurent complètement ; dès le 15 décembre, les quintes de toux sont devenues extrêmement rares et les crachats ont complètement disparu.

A l'extrême surprise de tous ceux qui l'ont connu et ne croyaient plus le revoir, X... reprenait le 7 janvier sa classe de danse.

Cette observation serait très concluante en faveur de l'efficacité du traitement par les injections intratrachéales d'orthoforme, si le malade n'avait employé concurremment à ce traitement, l'alimentation par la viande crue. Aussi ne pourrait-on rien conclure si, dans une seconde observation, GARNAULT ne nous montrait que les résultats obtenus ont été aussi satisfaisants, chez un malade soumis exclusivement aux injections intratrachéales d'orthoforme.

OBSERVATION II. — J'ai commencé à soigner en 1899, fin septembre, un prêtre, M. l'abbé B..., curé dans l'Oise, qui me fut adressé par M. le docteur Duhourcau, de Cauterets. A ce moment, la maigreur était effrayante, les forces déclinaient de jour en jour ; une toux constante ne laissait au malade pas un instant de trêve, ni de répit. Crachats très abondants et verdâtres fréquemment sanguinolents. M. Rendu avait proposé le diagnostic d'adénopathie trachéobronchique que je crois exact Au moment où j'entrepris, après quelques hésitations, de soigner le malade, le docteur Duhourcau et le docteur Caillaux, de Crépy en-Valois, médecin ordinaire du malade, considéraient le cas comme désespéré.

Le traitement de Cauterets n'avait produit aucune amélioration ; au contraire. J'instituai le traitement journalier par l'injection intratrachéale d'orthoforme, et le malade passe ainsi toute la mauvaise saison à Paris. L'abbé B .. ne put se soumettre à la suralimentation conseillée.

D'une manière générale, ce malade s'améliora progressivement et régulièrement, mais lentement. Pendant le traitement de six mois que je lui fis subir, le poids a passé de 56 kil., 500 à 62 kil. ; en mai, la toux avait complètement disparu, les crachats ont diminué, les forces sont revenues. Le malade n'est assurément pas guéri, mais tous les médecins qui l'ont vu l'avaient condamné à brève échéance; il a été débarrassé de sa toux terrible et ininterrompue, et tous les autres symptômes se sont amendés. Il ne peut être question ici de la viande crue; les résultats paraissent entièrement dus aux injections intratrachéales d'orthoforme, puisqu'il n'a été pratiqué aucun autre traitement.

Hémocyne. — Coupart et Saint-Hilaire [1], à plusieurs reprises différentes, injectèrent 4 centim. cubes d'hémocyne (sérum de chien) dans la trachée d'un jeune homme de 22 ans, atteint de tuberculose pulmonaire et laryngée. Ces injections furent bien supportées. Le malade n'a jamais eu de quinte de toux, ni de gêne respiratoire.

L'injection fut faite par piqûre de la trachée, et le liquide introduit goutte à goutte.

Izal. — L'izal est une substance extraite du goudron de houille et analogue au lysol ou au crésyl. Elle est très usitée en Angleterre, où son emploi en injections intratrachéales contre la tuberculose pulmonaire a été recommandé par plusieurs médecins autorisés.

Le premier, le Dr Campbell, de Southport, essaya cette substance.

W. Duncan [2] suivit son exemple, et publia, en 1902, dans un article du *Brit. Med. J.*, les résultats obtenus. Il signale un accident possible : « La plupart des patients, dit-il, un jour ou deux après le début du traitement, souffrent de maux de gorge et parfois même deviennent aphones. Ceci peut durer quelques jours, mais, à moins que ces accidents ne soient trop graves, on ne doit pas s'en préoccuper, ni cesser le traitement. Ces accidents ont été de

---

[1] Coupart et Saint-Hilaire ; C. R. Soc. biolog. Paris, 1891, 9e série, t. III, p. 81.

[2] W. Duncan ; Brit. M. J., London, 1902, t. II, p. 1282.

courte durée dans tous les cas. Je les ai fait cesser en me servant d'inhalations de vapeur d'eau dans un cas plus particulièrement aigu. . . . .

» Dans les premiers temps, nous n'avons obtenu que des résultats minimes. Voilà pourquoi le public, trompé dans son espérance, est resté longtemps incrédule; mais il a repris confiance. J'ai continué à soigner un grand nombre de personnes qui ont retiré un grand bénéfice de ce remède. Actuellement, je soigne un certain nombre de malades qui vont bien. »

Les accidents signalés par W. DUNCAN tiennent probablement au titre un peu élevé de la solution et peut-être aussi à l'excipient choisi : la glycérine.

*
* *

E. MOORHEAD [1] a employé la même substance à l'hôpital de Sir Patrich Dun's (Dublin). Il se servait d'une solution d'izal à 1/125 faite dans l'huile d'olive et non dans la glycérine, et pratiquait deux injections par jour.

Il conclut de ses observations que les injections intra-trachéales d'izal ont une réelle efficacité contre la tuberculose pulmonaire, et sont un réel adjuvant au traitement reconstituant. Tous les malades se sentent mieux; la respiration devient plus aisée, les sueurs nocturnes cessent, l'expectoration est diminuée, et dans quelques cas les signes physiques s'améliorent. La valeur du traitement est limitée aux cas chroniques, surtout à ceux entrepris dès le début; dans les cas aigus, le traitement est sans aucune valeur. L'auteur pense que, dans les cas compliqués de tuberculose laryngée, cette méthode ne doit pas être employée, car elle pourrait créer un danger réel

---

[1] MOORHEAD ; Dublin, J. M. Sc., 1904, 3ᵉ série, t. CXLII, p. 15-20,

en propageant l'infection à un poumon sain ; il cite un cas personnel où l'infection a paru se faire de cette manière.

Parmi les observations publiées dans son article, nous avons retenu les deux suivantes :

OBSERVATION I. — J... C..., 33 ans, tailleur.

Sommet droit suspect et bronchite généralisée. Sueurs nocturnes, bacilles dans les crachats. La bronchite rapidement s'améliore (*cleared up*) sous l'influence des injections, et les sueurs cessent. Se croyant guéri, le malade, quelques semaines après, retourne à son travail.

OBSERVATION II. — Mistress B..., 28 ans, admise à l'hôpital le 7 août 1903, pour une hémoptysie grave. Elle raconte qu'elle tousse chroniquement depuis trois mois. Le sommet du poumon gauche présente des crépitations; les expectorations sont pleines de bacilles de Koch. Poids : 7 st. 5 ibs.

Cette malade est encore en traitement et a reçu à ce jour 41 injections. Son poids a augmenté légèrement ; il est de 7 st. 10 ibs.; la toux a diminué. Le poumon semble avoir subi la transformation fibreuse.

L'expectoration a diminué, mais contient quelques bacilles, qui sont cependant moins nombreux. Plus de sueurs nocturnes. Mistress B... raconte qu'elle se porte beaucoup mieux.

Sulfure de carbone. — L'emploi du sulfure de carbone a été proposé par le docteur COROMILAS (d'Athènes) dont nous avons déjà parlé à propos d'un procédé d'injection intratrachéale dont il est inventeur.

Le docteur Coromilas commença par employer cette substance en inhalations ou par la voie gastrique avant de s'en servir en injections intratrachéales.

« M. Coromilas, dit Delorme [1], s'est peu étendu sur les raisons qui lui ont fait fixer son choix sur cet agent. Savoir

---

[1] Rapport de DELORME à l'Académie de Médecine. (Bullet. de l'Acad., 5 nov. 1101.)

qu'il avait des propriétés parasiticides lui a suffi, et ni les expériences de laboratoire, ni aucune base expérimentale n'ont étayé ses premiers essais. Même après avoir obtenu des résultats qu'il juge satisfaisants, il n'a pas cru devoir en affirmer la valeur par une étude bactériologique régulière. »

La formule de la solution pour injections intratrachéales est la suivante :

> Sulfure de carbone.......... 2 parties
> Térébenthine de Venise...... 1 partie

Une goutte de ce mélange est incorporée à un gramme d'huile d'olive stérilisée.

L'instillation pulmonaire est faite avec 10 à 20 grammes de ce mélange et répétée tous les quatre jours.

Les résultats excellents que prétendait avoir recueillis le Dr Coromilas, par l'emploi de sa méthode, ont été soumis au contrôle de l'expérimentation chez des malades du service de Delorme. Ces expériences de contrôle donnèrent un résultat négatif.

Delorme en conclut que les affirmations de Coromilas sont peut-être un peu trop enthousiastes, et que l'emploi du sulfure de carbone ne saurait constituer un traitement de choix, étant donné surtout que ce traitement est loin d'être inoffensif.

La narration suivante, prise dans une étude du Dr Coromilas [1], en témoigne :

« Après une injection intratrachéale de 10 grammes, ma malade fut atteinte d'une suffocation si intense, que je crus, au début, à un état spasmodique ou à une altération de la membrane de la trachée ; je lui fis un tubage qui n'améliora pas son état.

---

[1] Coromilas ; Étude sur la tuberculose et son traitement. Paris 1902, in-8°.

» Trois jours plus tard, nouvelle injection trachéale :
la dyspnée est si forte qu'elle donne naissance à une cyanose
des membres. »

*
* *

Formule du Dr Mouret.— Le Dr Mouret (de Montpellier)
s'est servi [1] de la formule suivante :

Vaseline liquide..	150 grammes	
Iodoforme	5	—
Menthol.............	5	—
Gaïacol	5	—

»M. Mouret injecte en tout 12 à 15 centimètres cubes de
la solution ; avec les cinq derniers, il lave la portion sus-
glottique du larynx et cherche à bien arroser la face laryngienne et œsophagienne des aryténoïdes.

« M. Mouret affirme que les malades ne sont aucunement
incommodés par une pareille dose, et accusent simplement
une plénitude dans les parties latérales du thorax. »

Formule du Dr Lacombe. — Le Docteur Adrien Lacombe
(de Paris) emploie systématiquement, depuis quelques
années, la médication intratrachéale pour le traitement de
ses malades tuberculeux.

Il emploie la formule suivante :

Huile d'olive stérilisée..	90 grammes	
Gaïacol..............	} ââ 5	—
Essence d'eucalyptus.		
Menthol.............	0,05 centigram.	

On peut remarquer que la proportion de menthol est
beaucoup plus faible que celle indiquée par les autres auteurs.

[1] Waldemar de Veglinski ; Thèse Paris, 1897, pag. 26.

C'est qu'ici le menthol n'est pas employé comme antiseptique : il est destiné à aromatiser la solution et à provoquer
une anesthésie légère du larynx avec sensation agréable de
fraicheur dans l'arrière gorge. A cette dose, le menthol
n'est pas caustique et ne provoque plus les phénomènes
légèrement douloureux signalés par quelques auteurs; il facilite surtout la décongestion du larynx.

Le gaïacol et l'essence d'eucalyptus agissent, non seulement par inhalation locale, mais aussi par réélimination
à travers la muqueuse pulmonaire après absorption dans le
sang. En pratiquant chaque jour une injection de 3 cc., on
réalise donc ainsi une sorte de bain antiseptique perma-
nent.

La preuve en est que l'odeur d'eucalyptus et de gaïacol
persiste dans l'expiration du malade pendant 12 à 15 heures : souvent des malades injectés vers six heures de l'après-
midi et revus le lendemain matin présentaient encore cette
odeur caractéristique.

La solution est admirablement supportée, et n'a jamais
causé le moindre accident. Le procédé d'injection employé
est le cathétérisme du larynx sous contrôle du miroir laryngien.

Sauf pendant les deux ou trois premières injections, on
observe rarement une quinte de toux ; jamais on n'a eu de
spasme du larynx. Le seul phénomène observé est un faible
larmoiement réflexe qui se produit au moment de l'introduction du liquide dans la trachée ; ce larmoiement est
presque caractéristique de l'injection dans la trachée, et son
absence permet d'affirmer que l'injection a suivi une fausse
voie, et est passée dans l'œsophage.

Au point de vue clinique, on observe *toujours* la cessation de la toux, la diminution de l'expectoration, qui devient
plus fluide, la diminution de la dyspnée et des sueurs noc-

turnes. Ces phénomènes sont constants, principalement la diminution de la toux et de la dyspnée, et lorsqu'on ne les observe pas après cinq ou six injections, il est inutile de continuer le traitement, on n'en obtiendrait aucun résultat : il s'agit toujours, dans ces cas négatifs, de tuberculeux à la troisième période, porteurs de cavernes volumineuses, et destinés à disparaître dans un bref délai.

Lorsque, au contraire, on agit sur des tuberculoses au début, on observe généralement, en outre des phénomènes déjà signalés, une augmentation de l'appétit avec amélioration de l'état général ; les bacilles disparaissent des crachats ou deviennent moins nombreux ; à l'auscultation, on entend les râles sous crépitants diminuer d'intensité et même disparaître ; enfin on constate avec le retour des forces, une augmentation de poids notable.

Les observations suivantes, communiquées par le Dr Lacombe, sont très concluantes à cet égard :

Observation Première. — Mme Mag..., 53 ans, ménagère, passage des Arts. Poids : 49 kilos.

La malade, qui tousse depuis 3 ans, vient à la clinique le 12 juin 1901. Elle se plaint de sueurs nocturnes et de fièvre vespérale ; elle éprouve des sensations d'étouffement et ne peut dormir sur le côté droit (elle a eu une pleurésie de ce côté en 1897). L'amaigrissement est notable.

A l'auscultation : craquements au sommet droit, accompagnés de submatité ; expiration prolongée au sommet gauche.

On pratique, chez cette malade, des injections intratrachéales, trois fois par semaine pendant les mois de juin, juillet, août et septembre ; ce traitement est employé concurremment avec l'alimentation par la viande crue.

L'essoufflement disparaît dès le commencement de juillet, c'est-à-dire quinze jours environ après le début du traitement ; puis rétrocèdent successivement : crachats, toux, fièvre.

Poids : 12 juillet .... 52 kil. 400
   —   14 août .... 53 kil. 200
   —   15 septembre .... 54 kil. 700

La malade cesse le traitement le 17 septembre. Les craquements ont diminué au sommet droit ; l'expiration est moins soufflante au sommet gauche ; Mme Mag... a repris ses occupations comme avant son « mauvais rhume ».

Revue en octobre 1902 : amélioration maintenue.

Revue en mars 1903 : la malade a bien passé l'hiver. Elle a toujours continué l'usage de la viande crue, et passe régulièrement les mois de juillet et d'août à la campagne, en Auvergne.

A l'auscultation, on n'entend plus que quelques craquements très légers.

Poids : en mars 1903, 55 kil. 600.

*
* *

OBSERVATION II. — M. R..., boulevard Victor-Hugo, à Courbevoie, vient à la clinique le 28 novembre 1902.

Il se plaint de fièvre et de sueurs nocturnes ; tousse beaucoup, et l'examen de ses crachats montre la présence de nombreux bacilles. L'expectoration est épaisse et abondante.

A l'auscultation, on entend des craquements au sommet gauche.

Après un mois de traitement, l'expectoration est devenue plus fluide, la fièvre a presque disparu ; les sueurs ont cédé (à noter que nous avions, en raison de leur abondance, aidé à leur disparition par des frictions d'alcool et de tannin). L'auscultation ne dénote pas de grands changements.

Au bout du troisième mois, les craquements ont presque disparu, la toux s'est réduite à un accès le matin ; plus de fièvre. Il n'y a *plus de bacilles* dans les crachats.

Poids : en novembre 1902..... 70 kil. 500
—   en février 1903....... 78 kil. 600

Ne voulant pas publier ici de trop nombreuses observations, fort intéressantes, il est vrai, mais dont les résultats sont toujours les mêmes : diminution de la toux et de l'expectoration, cessation de la fièvre et des sueurs nocturnes, etc., etc., nous nous contenterons d'en résumer quelques-unes *en insistant seulement sur l'augmentation du poids,* phénomène qui, chez un tuberculeux, est un indice certain et presque mathématique de l'amélioration de son état général.

Citons :

* *

Sel..., rue Maison-Dieu, Paris. Tuberculose à la 2ᵉ période, trois injections par semaine.

> Poids : 6 novembre 1903............ 64 kil. 150
> — 14 janvier 1904............ 72 kil. 500

* *

M..., rue Godefroy, Paris. Tuberculose à la 2ᵉ période ; six séries de traitement, environ un mois et demi chacune, pendant lesquelles on pratique une injection intratrachéale deux fois seulement par semaine.

> Poids : 14 décembre 1902............... 53 kil.
> — 21 juin 1904............... 66 kil.

* *

Fl..., rue Lalande, Paris. Tuberculose à la première période ; deux séries de traitement de trois mois chacune.

> Poids : 17 avril 1903.................... 74 kil.
> —· 25 juin 1904.................... 78 kil.

* *

H..., avenue du Maine, Paris. Tuberculose à la deuxième période. Un mois de traitement ; trois injections par semaine.

> Poids : 12 mai 1902.......... 62 kil.
> — 15 novembre 1902..... 65 kil. 200

Remarque. — Le malade n'a pas été revu.

* *

B..., rue Vercingétorix, Paris. Tuberculose à la troisième période. Cinq séries de traitement d'un mois chacune. Trois injections par semaine.

> Poids ; 10 janvier 1902.. 53 kil.
> — 17 juin 1903.... 51 kil. 300

Remarque. — On peut remarquer que, chez ce malade *porteur de cavernes volumineuses*, les injections n'ont donné aucune amélioration de l'état général ; il est à noter cependant qu'on avait obtenu une diminution de la toux et de la dyspnée.

C..., rue Perceval, Paris. Tuberculose à la deuxième période. Deux séances par semaine pendant trois mois consécutifs.

> Poids : 8 août 1902.... 68 kil.
> —   28 janvier 1903.. 76 kil. 400

H. D..., avenue de la Grande-Armée, Paris. Tuberculose à la première période. Deux séries de traitement de deux mois chacune ; trois injections par semaine.

> Poids : 4 février   1903.... 73 kil. 200
> —   17 décembre 1903.... 78 kil. 500

H..., cité Marcadet, Paris. Tuberculose à la première période. Trois injections par semaine pendant deux mois et demi .

> Poids : 12 février 1903 .... 54 kil. 300
> —   9 juin 1903....... 59 kil. 700

Ces observations sont certainement intéressantes, mais ce qui importe surtout pour pouvoir juger de la valeur d'un traitement, c'est de connaître, non pas seulement quelques cas particuliers, mais le résultat obtenu sur l'ensemble des cas traités.

Nous sommes heureux de publier ici la statistique des résultats obtenus par le Dr Lacombe, pendant les années 1902 et 1903, statistique portant sur 629 cas.

Les malades ainsi traités sont, pour la plupart (80 °/₀ environ) des malades de clinique, c'est-à-dire des hommes ou des femmes appartenant généralement à la classe ouvrière, et à qui leur situation pécuniaire interdit l'emploi des adjuvants hygiéniques à la disposition des riches : repos, cure d'air, suralimentation. Ils doivent continuer à travailler tout en se soignant. et habitent souvent des logements insuffisants ; quelquefois, le dimanche, ils vont respirer l'air de la banlieue, mais leur vie de toute la semaine se passe dans l'atmosphère malsaine de la grande ville, atmosphère viciée par les fumées, les respirations et les détritus de toute sorte, dans des ateliers étroits, sans air, où les poussières facilitent les lésions pulmonaires. On comprend que dans ces conditions. et dans l'impossibilité où ils sont pour élever leur famille, de changer d'air ou de métier, un traitement qui leur apportera sinon la guérison, du moins le soulagement des phénomènes gênants : toux, sueurs, fièvres, dyspnée, expectorations, sera le bienvenu, et rendra un réel service en leur procurant l'illusion de cette guérison et un peu d'espoir.

C'est là, croyons-nous, le principal résultat que l'on doive demander actuellement à la médication intratrachéale ; elle procure ce soulagement dans *presque tous les cas* de première et de seconde période. *Mais ce n'est pas le seul résultat que l'on puisse lui demander* ; chez les malades pris au début, on note *beaucoup de cas de guérison apparente* et quelques cas de guérison réelle ; la méthode est donc efficace et mérite d'être employée ; elle n'est réellement inefficace que chez des malades avancés, porteurs de cavernes déjà grandes, et chez lesquels tout espoir est perdu.

Les malades du Dr Lacombe ont été traités en pratiquant des injections intratrachéales de la solution indiquée trois fois par semaine, pendant des périodes de temps variant entre un et deux mois. Chez quelques-uns, dont l'éloignement ou le travail empêchaient des visites plus fréquentes, le nombre des injections hebdomadaires a été réduit à deux, mais c'est l'exception.

Malades traités en 1902

(Dr Lacombe)

1° Améliorations constatées en fin de traitement et ayant persisté en 1904, *sans reprise de traitement* :

37 cas.

2° Améliorations constatées en fin de traitement, et ayant persisté en 1904, *mais en nécessitant une ou plusieurs reprises de traitement* :

81 cas.

3° Résultats douteux ou nuls :

64 cas.

4° Morts :

47 cas.

5° Malades ayant abandonné en cours de traitement, ou dont le sort est inconnu :

22 cas.

Total : 251 malades

pouvant se diviser ainsi :

Malades dont le sort est connu (251 — 22) = 229

Malades améliorés (37 + 81) = 118.

MALADES TRAITÉS EN 1903

(Dr LACOMBE)

1° Améliorations constatées en fin de traitement, et ayant persisté en 1904, *sans reprise de traitement* :

74 cas.

2° Améliorations constatées en fin de traitement et ayant persisté en 1904, mais en nécessitant une ou plusieurs reprises de traitement :

109 cas.

3° Résultats douteux ou nuls :

91 cas.

4° Morts :

72 cas.

5° Malades non revus, ayant abandonné en cours de traitement, ou dont le sort est inconnu :

32 cas.

TOTAL : 378 malades

pouvant se diviser ainsi :

Malades dont le sort est connu (378 — 32) = 346

Malades améliorés (74 + 109) = 183.

REMARQUE I. — La proportion plutôt considérable des décès s'explique assez facilement : encouragés par les bons résultats obtenus sur des tuberculeux moins gravement atteints, beaucoup de malades, arrivés à la dernière période, en désespoir de cause et voulant vivre à tout prix, ont souvent, au dernier moment, *exigé* qu'on leur fasse des injections intratrachéales ; ils ont été compris dans la statistique.

REMARQUE II. — Les améliorations et les guérisons apparentes ont porté, pour la plupart, sur des tuberculeux de la première et de la deuxième période.

Chez la généralité des malades porteurs de cavernes, les résultats ont, au contraire, été douteux ou nuls. Chez les malades de la troisième période, cependant, on observe souvent une diminution de la toux et de la dyspnée.

A quelle substance donnerons-nous la préférence?

Nous croyons que, de toutes les substances indiquées, les huiles essentielles, la créosote, le gaïacol, l'orthoforme, le menthol, méritent d'être employés, soit seuls, *soit combinés*. D'autres substances peuvent être essayées, et donneront peut-être des résultats, et même des résultats meilleurs que les précédentes. C'est là une question d'expérimentation laissée à l'initiative de chacun ; mais nous pensons, nous l'avons déjà dit, que l'on devra porter son choix principalement sur les substances jouissant des deux qualités :

1° Etre volatiles ;

2° Etre éliminées par le poumon après absorption dans le sang.

Ceci afin de pouvoir réaliser une sorte de bain antiseptique du poumon par le contact intime de la muqueuse avec la substance qui agira à la fois par inhalation et par élimination.

CONCLUSIONS

Nous croyons pouvoir conclure de cette étude :

1° Que la parfaite innocuité des injections de liquides dans le poumon et la trachée autorise l'emploi de la médication intratrachéale ;

2° Que les injections devront être faites à l'aide d'une seringue intratrachéale et par cathétérisme du larynx, sous le contrôle du miroir laryngien ;

3° Que les essais pratiqués sur les substances suivantes, en solution *dans l'huile d'olive* : créosote, gaïacol, eucalyptol ou essence d'eucalyptus, menthol, orthoforme, sont suffisamment concluants pour autoriser l'usage de ces médicaments aux doses indiquées : le malade n'est exposé de ce fait à aucun danger ;

4° Que la méthode des injections intratrachéales, bien qu'ayant à son actif un certain nombre de guérisons apparentes et réelles chez des tuberculeux pris au début, ne peut être considérée comme spécifique contre la tuberculose, mais *mérite de prendre rang parmi les médications destinées à apporter quelque soulagement aux maux des tuberculeux;* elle présente même sur les autres médications un avantage : celui de respecter l'estomac et de conserver ainsi aux malades un moyen puissant de défense contre la dénutrition.

Les procédés de traitement actuellement conseillés contre la tuberculose : cure d'air, bonne nourriture, repos, sont excellents et donnent de bons résultats, mais ils ne sont à la disposition que des riches ; les pauvres, ou même ceux qui, sans être pauvres, ont besoin de leur travail pour conserver leur situation, ne peuvent pratiquer ces traitements coûteux. La médication intratrachéale présente l'avantage de pouvoir être suivie par un malade sans qu'il ait besoin d'interrompre son genre de vie ; appliquée au début, elle procure souvent une amélioration réelle : augmentation du poids, diminution des râles, *disparition des bacilles.*

Dans tous les cas, sauf dans les cas avancés de troisième période, cette médication supprime la toux, la fièvre, les sueurs nocturnes, la dyspnée, et, par suite, exerce une influence favorable sur la marche de la maladie.

INDEX BIBLIOGRAPHIQUE

Ouvrages Français

ARCHAMBAULT. — De l'inject. intratrachéale dans le trait. de la phtisie. *Paris-Vermot, in-8°*, 1897.

ARNOZAN. — Précis de thérapeutique. *Paris*, 1903, tom. I, p. 20.

BÉCLARD. — Rapport à l'Acad. de Méd. sur la Thérapeutique respiratoire du D' Sales Girons . *Revue médicale franç. et étrang.* 15 nov. 1867, p. 257.

BEEHAG.— Trait. de la phtisie laryngée et pulmonaire.*Ann. des mal. de l'oreille et du larynx*, 1888, n° 30, p. 458.

BICHAT. — OEuvres complètes chirurgicales, t. II, p. 266.

BERGEON (de Lyon). — Les injections médicamenteuses dans la trachée. *Congrès pour l'avancement des sciences.* Rouen, 1883, p. 817.

BOSSU. — Thèse Paris, 1889.

R. BOTEY (de Barcelone). — Possibilité des injections trachéales chez l'homme comme voie d'introduction des médicaments. *Comptes rendus Acad. d. Sc.* Paris, 1890, t. CXI, p. 197, et *Ann. d. mal. de l'oreille, du larynx*, etc. Paris, 1890, t. XVI, p. 545.

BOUCHARD. — Thérapeutique des maladies infectieuses. *Paris*, 1889, p. 263 et suiv.

G. COLIN (d'Alfort). — De l'absorption dans les voies aériennes. *Traité de physiolog. comparée*, 1856, t. II, p. 39.

COLLIN. — Cathétérisme du larynx. *Thèse Paris*, 1860.

COROMILAS (d'Athènes). — Traitement de la tuberculose pulmonaire au moyen du sulfure de carbone térébenthiné. *Compt. rend. XIII° Congrés intern. de médec.* (sect. de Thérapeut.) Paris, 1900, p. 429.

Coromilas (d'Athènes). — Rapport de Delorme sur travail présenté à l'Académ. de médec. par Coromilas. *Bull. Acad. Méd.*, 5 nov. 1901.

— Etudes sur la tuberculose et son traitement. *Paris*, 1902, in-8°.

Coupart et Saint-Hilaire. — Injection. de sérum de chien dans la trachée. *C. R. Soc. biologie*. Paris, 1891, 9° sér. t. III, p. 81.

Delor (Jean). — Des injections intratrachéales vraies et directes dans le traitement des affections broncho-pulmonaires. *Thèse Paris*, 1901.

Dor (Louis). — Les injections intratrachéales d'huile créosotée chez les tuberculeux. *Rev. de Méd*. Paris, 1889-90, t. IX, p. 881-894.

Faivre. — Sur la technique et les indications des injections intra-trachéales dans les cas de bacillose. *Poitou médical*. Poitiers, 1900, t. XV, p. 57-59.

Garnault. — Traitement de la tuberculose par la viande crue et par les injections intratrachéales d'orthoforme. *Médecine moderne*, 20 févr. 1901.

Sales-Girons. — Mémoire de la thérapeutique respiratoire. *Rev. méd. franç. et étrang.*, 31 mars et 15 avril 1867, p. 321 et 385.

Gohier. — Mémoires et observations sur la chirurgie et la médec. vétérinaire. *Lyon*, 1816, tome II., p. 419.

Green (H.) — De l'emploi des injections dans les bronches et les cavernes pulmon. tuberculeuses. *Gaz. hebd. méd. et chir.* Paris, 30 nov. et 14 déc. 1855, p. 851 et 884.

Hobbs (J.) — Le traitement de la tuberculose par les injections d'huiles chargées d'essences. *C. R. du XIII° Congr. intern. de Médec.* (sect. de Thérap.), p. 206, 210.

Jay (A.) — Des injections intratrachéales de menthol dans la tuberculose pulmonaire. *Thèse Paris* 1894.

Lermoyez. — Injections intralaryngées et intratrachéales. *Presse médic.*, 15 juillet 1903.

Mendel (H.) — Traitement des affections broncho-pulmonaires par les injections intratrachéales d'huiles essentielles. *Presse médicale*, 23 août 1899, tome VII, p. 104.

— L'injection trachéale pour les affections broncho-pulmonaires chroniques. *Méd. Mod*, 16 déc. 1899, t. X, p. 649.

Mendel (H.). — L'injection trachéale, Clermont, imprim. Daix, 1902, in-8°.

— L'injection trachéale simplifiée. *Arch. gén. de méd.*, 17 nov. 1903, p. 2892.

— Communication à la Société franç. de laryngol. *Rev. hebd. de laryngologie du Dr Moure*, 28 mai 1904, p. 652.

— Traitement de la tuberculose pulmonaire par la médication intratrachéale. *Paris, Rudeval*, 1904.

Richet (C.) — Des injections d'eau chaude et de substances médicamenteuses dans les poumons par la trachée. *C. R. Soc. biolog.* Paris. 1897, 10e sér., tome IV, p. 765.

Rivière et Vincent. — L'injection trachéale. *Méd. mod.*, 9 janv. 1901, tome XII, p. 10.

Rosenthal et Weil. — Injections intratrachéales vraies et directes avec ou sans aiguille à demeure. *Union méd. du N.-E.* Nancy, 30 juillet 1901, tome XXV., p 167.

Viollet. — Peut-on pratiquer une injection trachéale sans introduire une canule dans le larynx ? (Communication présentée par Chauffard à l'Acad. de médec.) *Bullet. Acad. Médec.*, 30 juin 1903, p. 798.

Waldemar de Veglinski. — Essai sur le traitement rationnel de la tuberculose laryngée. *Thèse Paris*, 1896.

Ouvrages étrangers

Bennett (S. H.) — On injection of the bronchi in pulmonari disease. *Edimb. M. J.*, 1857, tome III, p. 389.

Borgoni (R.) — Ancora sulle inieczione tracheale : Nota, *Gior. ital. di Laringol.*, etc. *Napoli*, 1901, tome II, n° 3, p. 2.

Brancaccio (J.) Sulle inieczione tracheale. *Arch. ital. di Laringol. Napoli*, 1885, tome IV, p. 171.

Busch (J.) — Die trachealen Injectionen für Thierärzte. *Ostervieck*, 1887, in 8°.

Byrom-Bromwell. — Studies in Clinical medicine. *Edimbourg*, 1889.

C. (S. S.). — Intratracheal medication. *Phila. Polyclin*, 1896, t. V. p. 47.

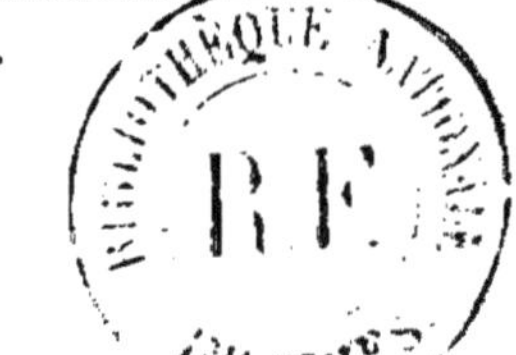

7 B

◦Desroches (J.J.) — Des injections trachéales. *Union médic. du Canada*. Montréal, 1882, t. XI, p. 415.

Dieckerhoff. — Les indications pour les injections intratrachéales. *Thieraerztliche Wochenschrift*. Berl., 1889, p. 185.

Donellan. — An improved syringe for intratracheal medication. *Phila. M. J.*, 1903, t. XI, p. 265.

Downie (W). — Further report on cases treated by intra-laryngeal. injections. *Glascow. M. J.* 1892, t. XXXVIII, p. 134.

Duncan (W). — The treatment of pulmonary tuberculosis by the intra-pulmonary injection *Brit. M. J.* London 1902, t. II, p. 1282.

Fullghaff. — Spray in the trachea. *N. York. M. Times.* 1885-86, t. XIII, p. 280.

Griesinger (W).— Injectionen in die Bronchien. *Deuts. klin. Berl.* 1858, t. X, p. 151 et 285.

— Ueber Medicamentöse Injectionen in die bronchien. *Med. Cor. Bl. et Wurth. aerztl. Ver.* Stutt., 1858, t. XXVIII, p. 81.

Landgraf. — Ueber Katheterismus der grossen Luftwege, *Berliner klinische Wochenschrift* 1887, t. XXIV, p. 85.

Levi (de Pise). — Manuel pratique des injections trachéales chez le cheval.

Maragliano (E.). — Le iniezzione intratracheali e bronchiali per la via delle laringe nella sisi polmonare. *Gaz. d. osped.* Napoli, 1891, t. XII, p. 10.

Modari. — Physiologia della tuberculosi pulmonare. *Padova*, 1879.

Moorhead (E.) — A short note on the treatment of pulmonary tuberculosis by intratracheal injections. *Dublin J. M. Sc.* 1904, 3e sér., t. CXLII, p. 15.

Pernice (B.). — Sulle iniezzioni tracheali. *Gior. internaz. d. sc. med.* Napoli, 1884, t. VI, p. 300 et 310.

Rosenberg. — Emploi du menthol dans la tuberculose. *Berliner klinische Wochenschrift*, 1887, n° 26.

Russi (A). — La medicazione tracheale (méthod. Levi). *Giorn. di vet. mil.* Udine, 1888, p. 293 et 330. 1889, p. 81, 122 et 242.

Schmaltz. — Die therapeutische Verveudung der intratracheales Injection bei Thieren. *Deutsche med. Wochenschrift.* Leipzig, 1888, t. XIV, p 379.

Sehrwald. — Sur les injections intratrachéales. *Gesellschaft kli-nich Arbeiten.* Iéna, 1890, p. 128 et 164.

Thorpe. — Intratracheal injections. *Brit. M. J. Lond.* 1903, t. I, p. 545.

Vererkin (A. J.). — Comparative value of methods of treatment in veterinary practice, intratracheal or subcutaneous injections. *Vet. Veslink.* — Charkoff, 1886, t. VI, p. 49 et 69.

MONTPELLIER. — IMPRIMERIE DELORD-BOEHM ET MARTIAL